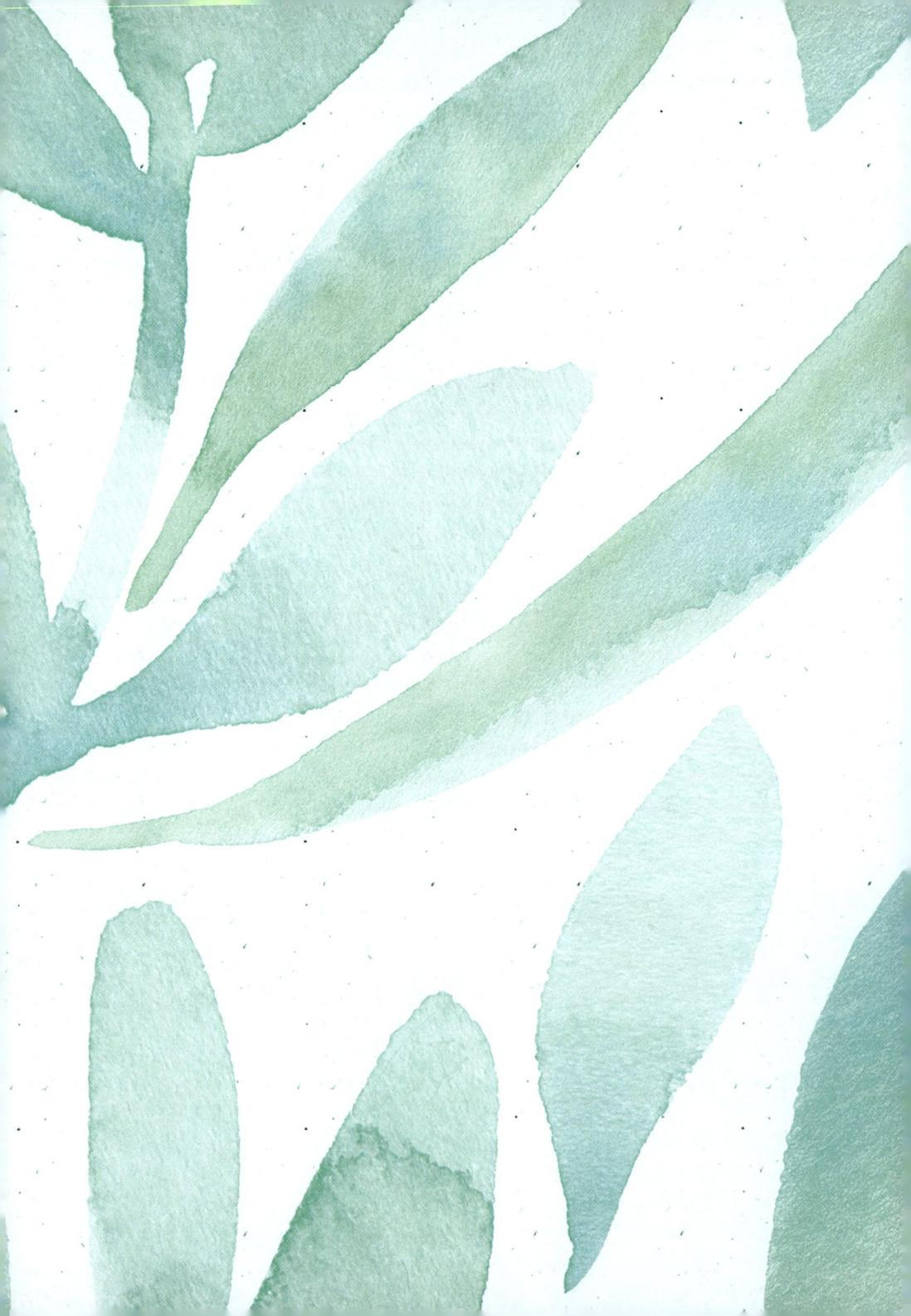

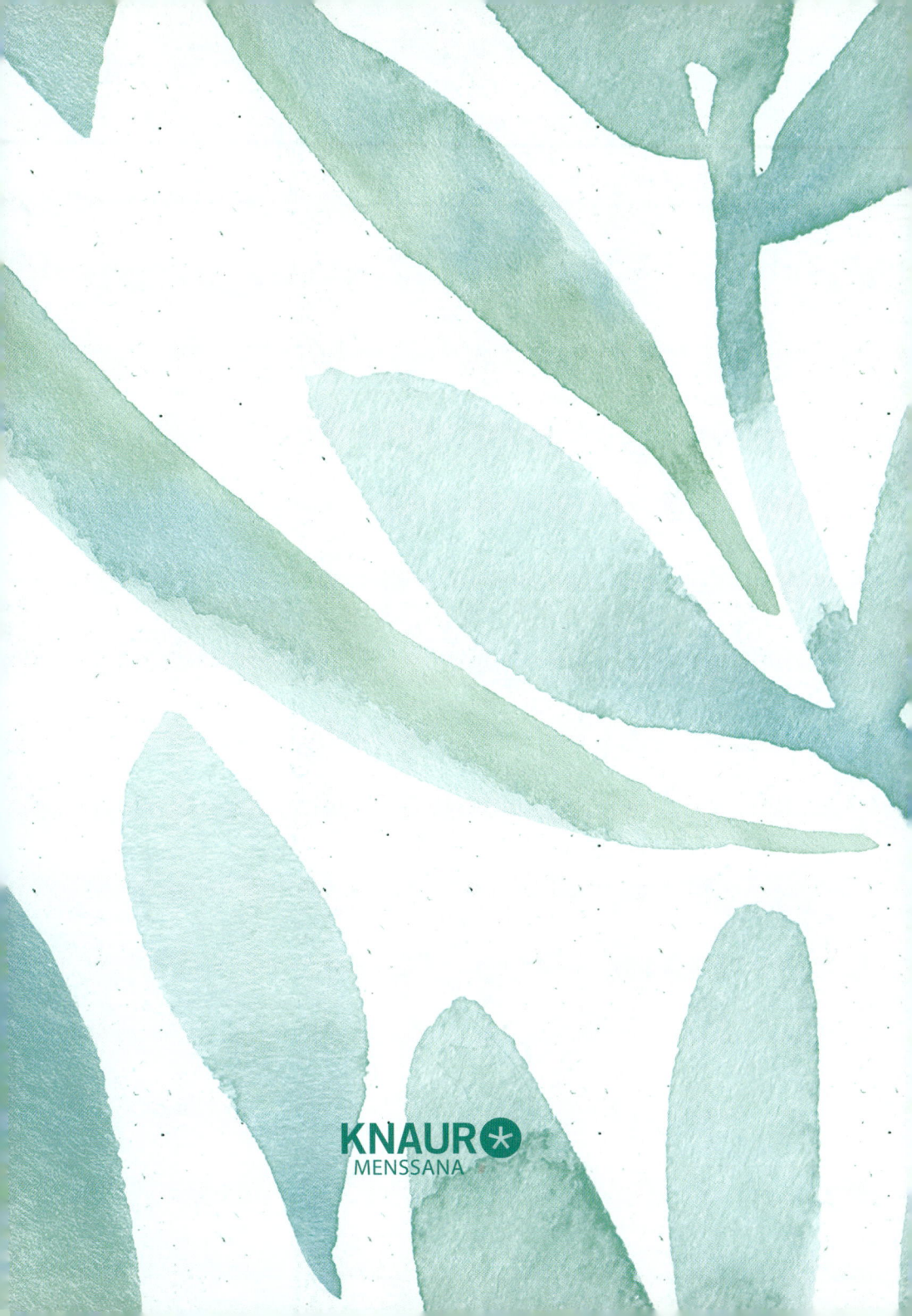

CHARLOTTE KARLINDER

GESUND ist das neue SEXY

Meine besten Gesundheitstipps
für ein Leben voller
Energie und Schönheit

Fotos von Reinhard Hunger

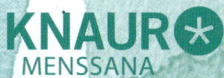

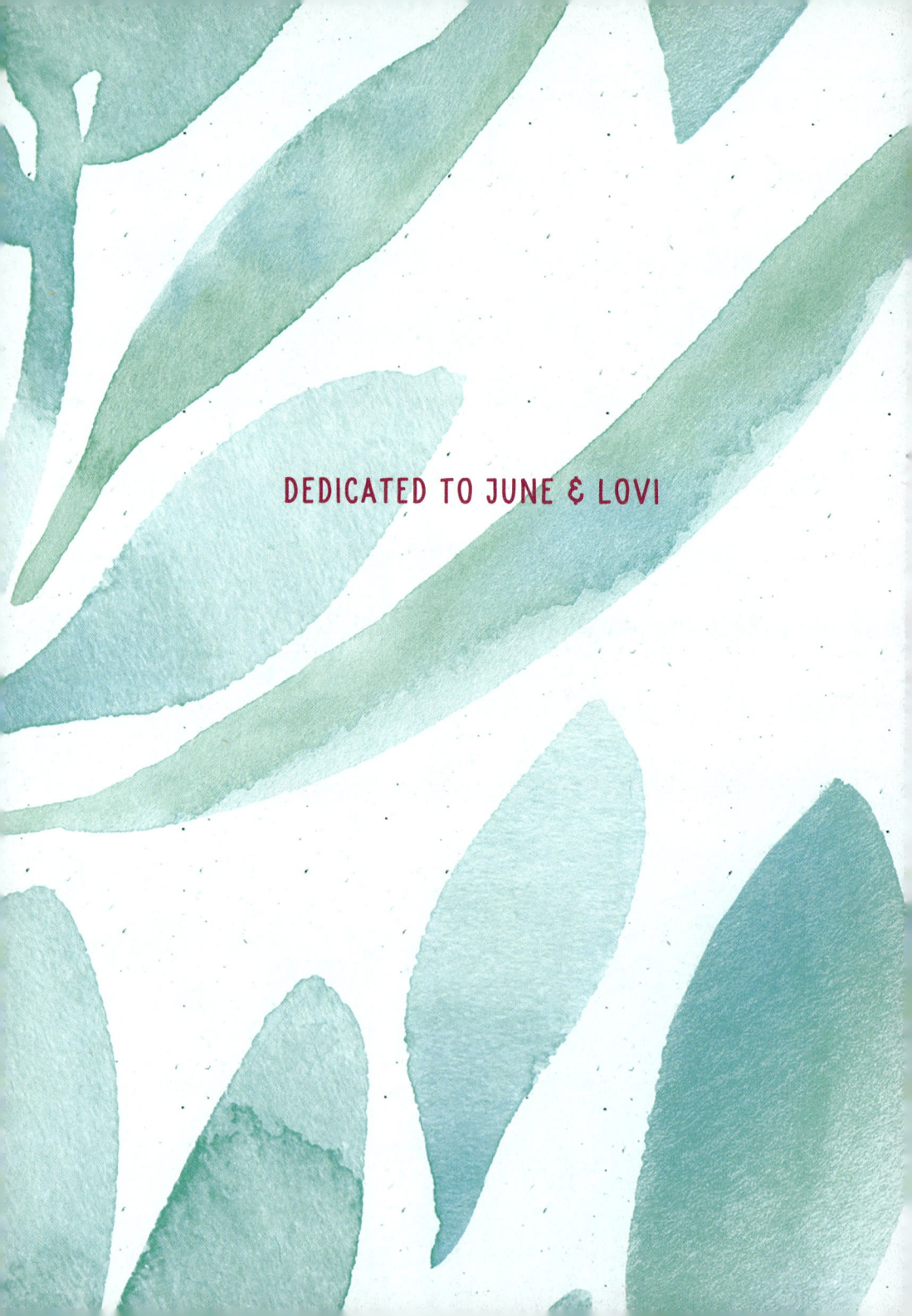

DEDICATED TO JUNE & LOVI

WER GESUND IST,

ist reich,

OHNE ES

zu wissen.

AUS FRANKREICH

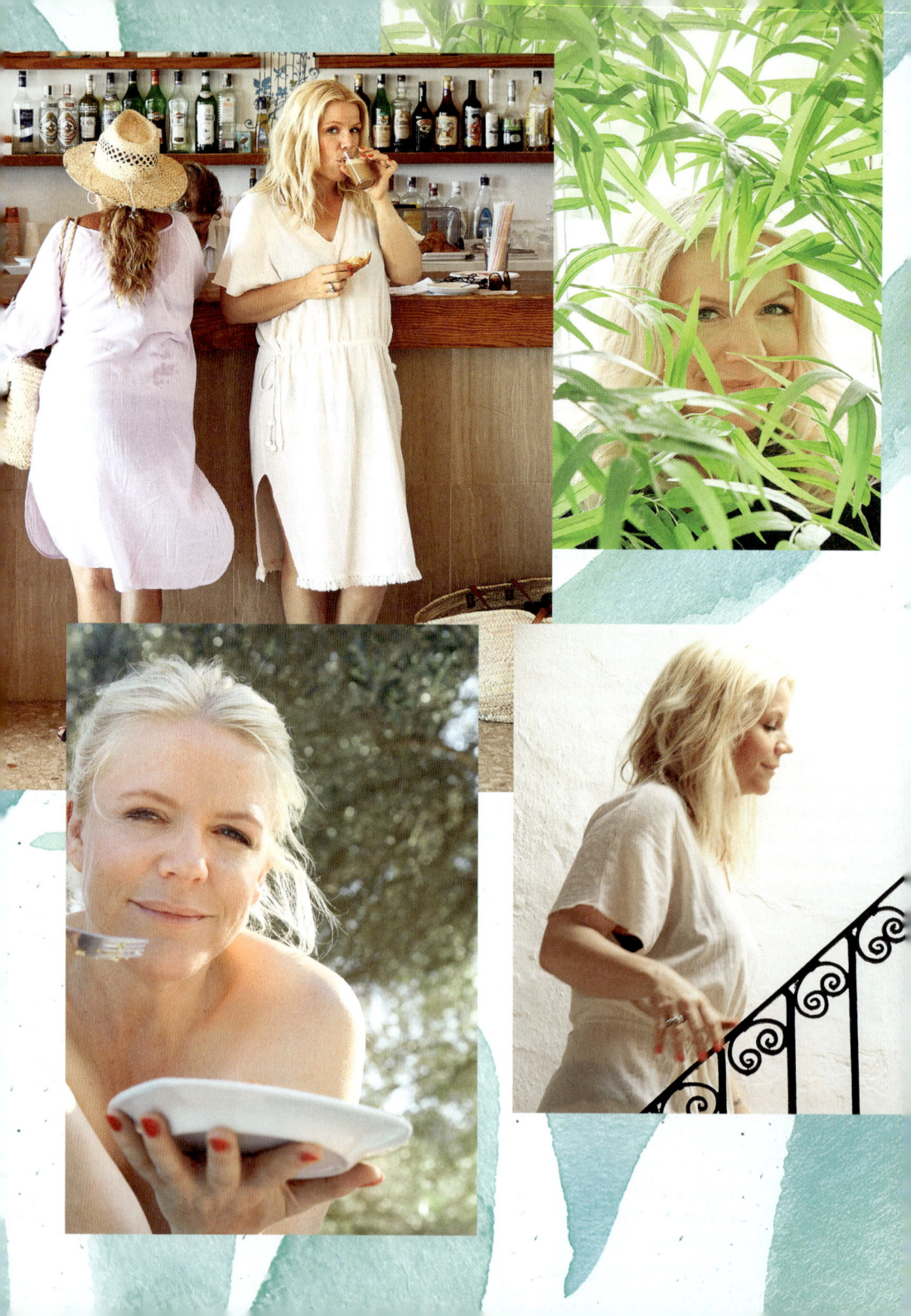

Mein ganz persönliches
GESUNDHEITSBUCH

Dies ist mein persönlicher Gesundheitsratgeber – für Sie! Und für Ihre Freundinnen und Freunde, Nachbarn, Schwestern, Eltern, Tanten, Onkel, Oma, Opa – sogar für die Schwiegermutter! Gesundheit für *alle* – ohne Zwang und mit so viel Spaß wie möglich! Denn um gleich mit der Tür ins Haus zu fallen: Das ist der Grundgedanke meines Tuns als Medizinjournalistin und Reporterin. Weg von dem Moralapostel, der uns befiehlt, was wir dürfen und was nicht – und hin zu dem Ziel, dass wir uns in unserem Körper freiwillig gesund und sexy fühlen. Oder anders gesagt: Her mit Dingen, die unsere Gesundheit fördern und uns dabei Spaß machen! Denn nur dann setzen wir sie gerne um und halten sie auch durch. Es gibt unglaublich viele Tipps und Tricks, die leicht anzuwenden sind und uns dabei ganz viel Energie und Lebensfreude bringen. Diese Tipps habe ich in meinem Buch zusammengestellt – für Ihr neues Leben voller Energie und Schönheit. Und dadurch Sexyness. Ein Leben lang. Das wünsche ich mir für Sie.

Eine Zuschauerin meiner Medizinrubrik im TV namens Sara schrieb mir mal folgende rührende Worte:

»Liebe Frau Karlinder,

ich schaue jede Woche Ihren Medizin-Talk und wünschte mir so sehr, ich könnte Sie mir mal für einen ganzen Tag ausleihen, um mit Ihnen über Gesundheit zu reden.«

Also, liebe Sara! Eine schöne Idee, aber: Mein Buch ist viel besser als ich in Person. Denn so viele Tipps, wie hier drinstehen, hätte selbst ich Ihnen an einem einzigen Tag nicht persönlich mit auf den Weg geben können! Legen Sie mich also in Buchform auf Ihren Nachttisch, und setzen Sie jeden Tag einen meiner Tipps um!

Denn mit dem Umsetzen ist es ja so eine Sache: Obwohl wir wissen, was wir machen könnten, um bei bester Gesundheit steinalt zu werden, tun wir frohen Mutes das Gegenteil, um dann verzweifelt zum Doktor zu schleichen, wenn es zu spät ist – in der Hoffnung, dass er uns rettet. Und warum? Weil wir verdrängen, was passiert, wenn wir uns von Pommes, Schnitzel und Cola ernähren, Kette rauchen, zu viel Alkohol trinken und adrenalingepeitscht unserer – natürlich sitzenden – Schreibtischtätigkeit nachgehen. Am Abend eine Runde joggen? Zu anstrengend. Lieber ab zum Italiener auf eine Pizza und ein Gläschen Wein. Oder zwei. Oder drei.

Ab und zu und in Maßen ist so etwas natürlich nicht schlimm. Jeder hat schwache Momente, in denen die Gesundheit den Kürzeren zieht – und das ist völlig okay. Schon Paracelsus wusste schließlich: Die Dosis macht das Gift. Trinken wir ab und zu eine Cola, weil es uns glücklich macht: kein Problem! Täglich getrunken, bringt uns das Zeug um. Genau wie allen anderen Komponenten unseres Lebensstils, von denen wir wissen, dass sie uns zu früh ins Grab bringen.

So ist es nämlich. Das ist die schlechte Nachricht. Aber ich liefere Ihnen gleich auch eine gute: Wir haben unsere Gesundheit selbst in der Hand – immerhin zu ca. 80 Prozent! Das ist die Prozentzahl aller sogenannten Zivilisationserkrankungen wie Diabetes, Krebs, Herzinfarkt und Schlaganfall, die lebensstilbedingt sind. Nur 20 Prozent dieser Leiden sind genetisch festgelegtes Schicksal. Wenn das nicht Grund genug ist, unseren Lebensstil selbst in die Hand zu nehmen!

LEBEN UND LIEBEN SIE – IM PERSÖNLICHEN SPIELFELD IHRES LEBENS!

Ich bezeichne unsere Art zu leben, also den Lebensstil, immer als Spielfeld des Lebens. An allen vier Ecken des Spielfeldes befinden sich die vier Pfeiler, die für ein Leben voller Energie wichtig sind:

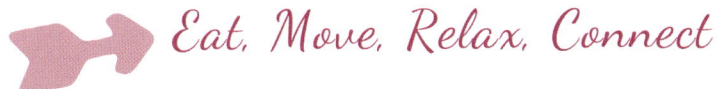 *Eat, Move, Relax, Connect*

Die Schlagwörter stehen für Ernährung, Bewegung, Entspannung und ein gutes soziales Umfeld. Auf diesem persönlichen Spielfeld können wir uns frei bewegen, aber wir sollten nicht zu oft über die Spielfeldlinien ins Aus schießen oder schlagen. Beispielsweise können wir durchaus Zeiten mit wenig Schlaf und Entspannung überstehen, ohne gleich gesundheitlichen Schaden zu nehmen. Aber wir sollten den Mangel in den anderen Bereichen ausgleichen und zeitnah wieder beheben. Wenn eine Belastung zu lange andauert, wird es irgendwann schwierig. Es ist wie bei einem Glas Wasser: Kurz können wir es halten, aber irgendwann wird es schwer.

Ich schlage auch ab und zu über die Stränge. Und ich liebe es! Meine »Problemzonen« in Sachen Gesundheit – man könnte sie auch Laster nennen – sind beispielsweise folgende:

1. Es bleibt nicht immer bei dem einen noch gesunden Glas Wein (aber wen wundert es bei einer Schwedin ...).
2. Ich führe generell ein etwas zu hektisches Leben, weil ich immer zu wenig Zeit für Dinge einplane – »Zeitoptimist« nennt man das.
3. Ich gehe in der Regel eine Stunde zu spät ins Bett.
4. Ach so, ja, und wenn ich am Wochenende mit den Kindern zum Eisladen unseres Vertrauens gehe, will ich auch nicht bei einem trockenen Wässerchen zuschauen, sondern bestelle mir einen Bananensplit. So, jetzt ist es raus. Yay!

Aber, wie schon gesagt – und man kann es gar nicht oft genug sagen: Die Dosis macht das Gift. Wenn ich mich in der Woche überwiegend gut ernähre, kann ich mir am Wochenende auch etwas vermeintlich Ungesundes gönnen – weil es mich glücklich macht. Glücklichsein ist nämlich gesund und somit sexy! Übrigens nicht nur am Wochenende. Mein Tipp: Reglementieren Sie solche »Ausflüge« nicht zu sehr, man sollte immer locker bleiben.

ES GEHT NUR MIT *Freude*!

Die Grundregel lautet also: Wir müssen dem Körper das geben, was er braucht, um gesund zu bleiben – *bevor* wir krank werden. Und ihn nicht erst mit Operationen oder Medikamenten reparieren, wenn er krank ist.

Zum Glück ist das Interesse an der eigenen Gesundheit in letzter Zeit zu einer Art Trend geworden. Was früher lediglich Menschen ab – frühestens – vierzig Jahren interessiert hat, nennt sich jetzt HEALTHSTYLE! Wow! Klingt schon mal besser als das olle Wort Gesundheit, wo man irgendwie immer gleich das Gefühl hat, niesen zu müssen.

Das Interesse für HEALTH-Themen ist also schon mal da. Wir *wollen* gesund leben – statt zu *müssen*. Das gilt für Ernährung und Bewegung, aber auch für viele andere Bereiche. Wenn uns Dinge keine Freude bereiten, machen wir sie nicht gerne – und dann ist es nicht gut für uns. Wenn wir also mit schmerzverzerrtem Gesicht joggen, wissen wir: Wir laufen in die falsche Richtung! Und wenn wir bei unserer Ernährung nur noch an die Gesundheit denken und nicht mehr an den Genuss, dann stimmt etwas ganz und gar nicht.

Etwas für unseren Körper zu tun darf also Freude bereiten. Suchen Sie sich einen Sport, auf den Sie Lust haben. Kochen Sie nur Dinge, bei denen Ihnen das Wasser im Mund zusammenläuft. Sonst macht es uns ganz sicher nicht glücklich und schon gar nicht sexy!

Sexy, sexier, GESUNDHEIT!

Und noch etwas: Bisher bedeutete »sexy« ja oft: sich schön machen, schminken, abnehmen, schlimmstenfalls kaschieren. Auch Kleider machen ja Leute. Gesundheit war das, was uns die Ärzte auferlegten, wenn es anfing, hier und da (ein bisschen oder schon ganz gewaltig) zu zwicken und zu zwacken.

Diese Haltung ist – das sage ich jetzt mal ganz drastisch – so was von überholt! Wir können, um mal ein Bild zu gebrauchen, einem schmutzigen

Sofa keinen hippen Stoff überwerfen und meinen, das wär's. Außen hui, innen pfui, das funktioniert nicht. Wenn der Diabetes-Zug erst mal abgefahren ist oder der Krebs an die Tür klopft, hilft dem alten Sofa auch kein schickes Tuch mehr. Ich muss es leider so deutlich formulieren, weil es immer noch so viele verdrängen: Wenn wir nicht anfangen umzudenken und Spaß daran entwickeln, gesund zu bleiben, nimmt es ein böses Ende. Das habe ich in meiner Ausbildung im Rettungsdienst, bei der Arbeit in Notaufnahmen und Pflegeheimen immer wieder gesehen. Die Spuren eines ungesunden Lebensstils lassen sich irgendwann nicht mehr verdrängen.

Gut, das war jetzt Klartext und zwar vom Moralapostel. Aber er ist schon wieder weg. Das Schöne ist ja, dass alles, was der Gesundheit dient, eigentlich auch dem Wohlfühlen dient. Gesundheit, verbunden mit Sexyness und Attraktivität, kommt von innen! Aus einem gesunden Körper, der sich wortwörtlich »wohlfühlt in seiner Haut«. Nur wenn ich so lebe, dass es mir gut geht, bin ich voller Energie, attraktiv und somit sexy. Dann habe ich gute Laune, einen rosigen Teint und strahle Zufriedenheit aus. Und das wiederum spiegelt mir meine Umwelt durch positives Feedback.

FAUL? KEIN PROBLEM!

Habe ich da gerade ein leises Seufzen gehört? Ja, Sie haben recht: Das alles hat bei aller Motivation und Freude an der Gesundheit etwas mit – unschöne Wörter – Selbstdisziplin und Gewissenhaftigkeit zu tun. Für alle, die beides nicht unbedingt zu ihren Hobbys zählen, habe ich eine beruhigende Nachricht: Man kann das lernen. Einziges Kriterium: Das Ziel muss uns wichtig sein und eine große Veränderung herbeiführen. Dafür müssen wir uns aber ganz sicher sein, dass wir das alte Leben nicht mehr wollen. »Leidensdruck« nennt man das. Dann können wir den Autopiloten abschalten, den inneren Schweinehund besiegen und Neues schaffen.

Ich erinnere mich an meinen Vorsatz vor ein paar Jahren, wieder Sport zu machen. Hochmotiviert bin ich in einen Sportladen gefahren, um mir neue

Laufschuhe zu kaufen – und kam mit todschickem Komplett-Outfit in Schwarz-Pink-Neongelb zurück. Schon fühlte ich mich, als hätte ich fünf Kilo weniger auf der Hüfte. Fit wie ein … Turnschuh eben. Dabei hatte ich nur die Klamotten besorgt. Und genau da lag das Problem. Gefühlt hatte ich schon abgenommen – und dabei blieb es, bis ich mich ein Jahr später wirklich aufgerafft habe. Und dann war es nach zwei Wochen eigentlich ganz einfach, es regelmäßig zu machen.

FANGEN SIE JETZT AN – MIT PLAN A & PLAN B!

Also, schreiben Sie jetzt Ihre konkreten Ziele auf – und wie Sie sie erreichen wollen. Aber das reicht noch nicht: Zusätzlich brauchen Sie noch einen Plan B, falls sich Hindernisse ergeben, die den Plan gefährden. Denn wir alle vergessen nur zu leicht die Gründe, die uns schon bei den vorigen Versuchen behindert haben. Konkret heißt das: Haben wir uns vorgenommen, jeden Montag und Mittwoch zu walken oder zum Yoga zu gehen, brauchen wir einen Ersatz, falls der Babysitter ausfällt oder es in Strömen regnet. Übungen für zu Hause beispielsweise oder einen Ersatztermin.

Und last, but not least: Fällen Sie die Entscheidung zur Veränderung nicht, wenn Sie gerade pappsatt vom Weihnachtsgans-Essen bei der Schwiegermutter kommen. Sogenannte Neuroökonomen haben zum Thema Entscheidungsfindung nämlich festgestellt: Wenn der Magen wieder knurrt, ist das Bedürfnis nach Veränderung wie weggeblasen. Und das ist genau der Punkt. Es muss uns ein *Bedürfnis* sein, ein neues gesundes und somit sexy Leben umzusetzen. Ein *Bedarf* reicht nicht aus. Nur wenn es Bedürfnisse sind, ist das Ziel wichtig genug, damit wir durchhalten.

Ach, und bevor Sie mit Ihrem neuen gesunden & sexy Leben loslegen: Sie wissen, dass ich absolut dafür bin, möglichst viele spaßige Dinge für die Gesundheit zu tun – aber manche davon sind nur dann noch gesund, wenn wir sie nicht übertreiben. Deshalb zitiere ich ja auch häufig Paracelsus, der einst sagte: »*Die Dosis macht das Gift*«, um klarzustellen, dass manche

Lebensmittel wie beispielsweise Gin Tonic natürlich nicht zu häufig konsumiert werden sollten. Auf den entsprechenden Seiten dieser Tipps finden Sie im Buch folgenden Button – – der Sie daran erinnern soll, dass diese Tipps nur bei maßvollem Gebrauch gesund & sexy machen.

JETZT GEHT'S LOS!

Also, vergessen Sie nicht: Ihr Leben ist Ihr ganz persönliches Spielfeld. Eat. Move. Relax. Connect. Gehen Sie ruhig ab und zu auch mal über die Linie, aber nicht zu oft. Dieses Buch enthält über hundert Tipps, die Ihnen dabei helfen, die meiste Zeit im Feld zu bleiben. Sie werden selbst spüren, wo Veränderung nötig ist. Wenn Sie beispielsweise immer brav sieben Stunden schlafen, können Sie dieses Thema schon mal als erledigt abhaken und sich freuen – toll! Allerdings bringt es natürlich auch wiederum wenig, nur den Tipp des Ayurvedischen Wassers umzusetzen und dabei weiterhin jeden Tag Pommes als Hauptnahrungsmittel zu inhalieren.

Sie können die Tipps von vorn bis hinten in einem Rutsch durchlesen und alle umsetzen. Schlauer ist es aber meiner Meinung nach, Sie legen das Buch irgendwohin, wo Sie öfter verweilen – und wann immer Sie ein paar Minuten übrig haben, blättern Sie es durch und probieren einen neuen Tipp aus. Kopieren Sie gerne auch die Tipps, die Sie umsetzen wollen, und hängen Sie sie in Papierform an einen Ort in Ihrer Wohnung, wo Sie sie oft sehen. Denn unser Gehirn braucht Zeit, um Veränderungen zu verinnerlichen und als neue Gewohnheiten zu automatisieren. Und wie gesagt: Je mehr Tipps Sie umsetzen, desto gesünder und sexier wird Ihr Leben sein.
Ach, und: Sollten Sie Überlegungen oder spannende Erlebnisse zu den Tipps haben, schreiben Sie mir gerne – ich freue mich, von Ihren Erfahrungen mit meinen Lieblingstipps zu lesen und mich mit Ihnen über Ihr neues sexy Leben zu freuen!

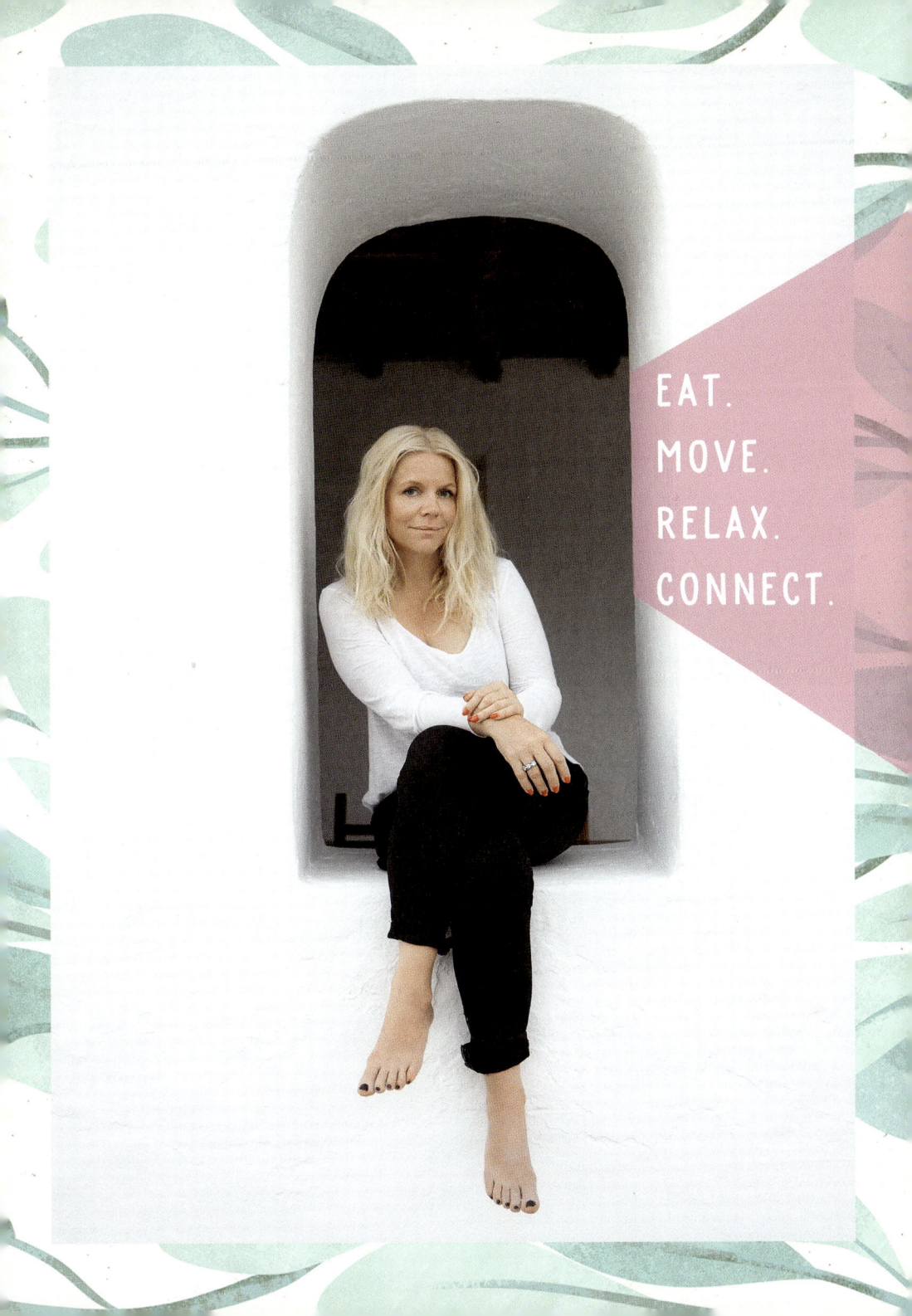

EAT.
MOVE.
RELAX.
CONNECT.

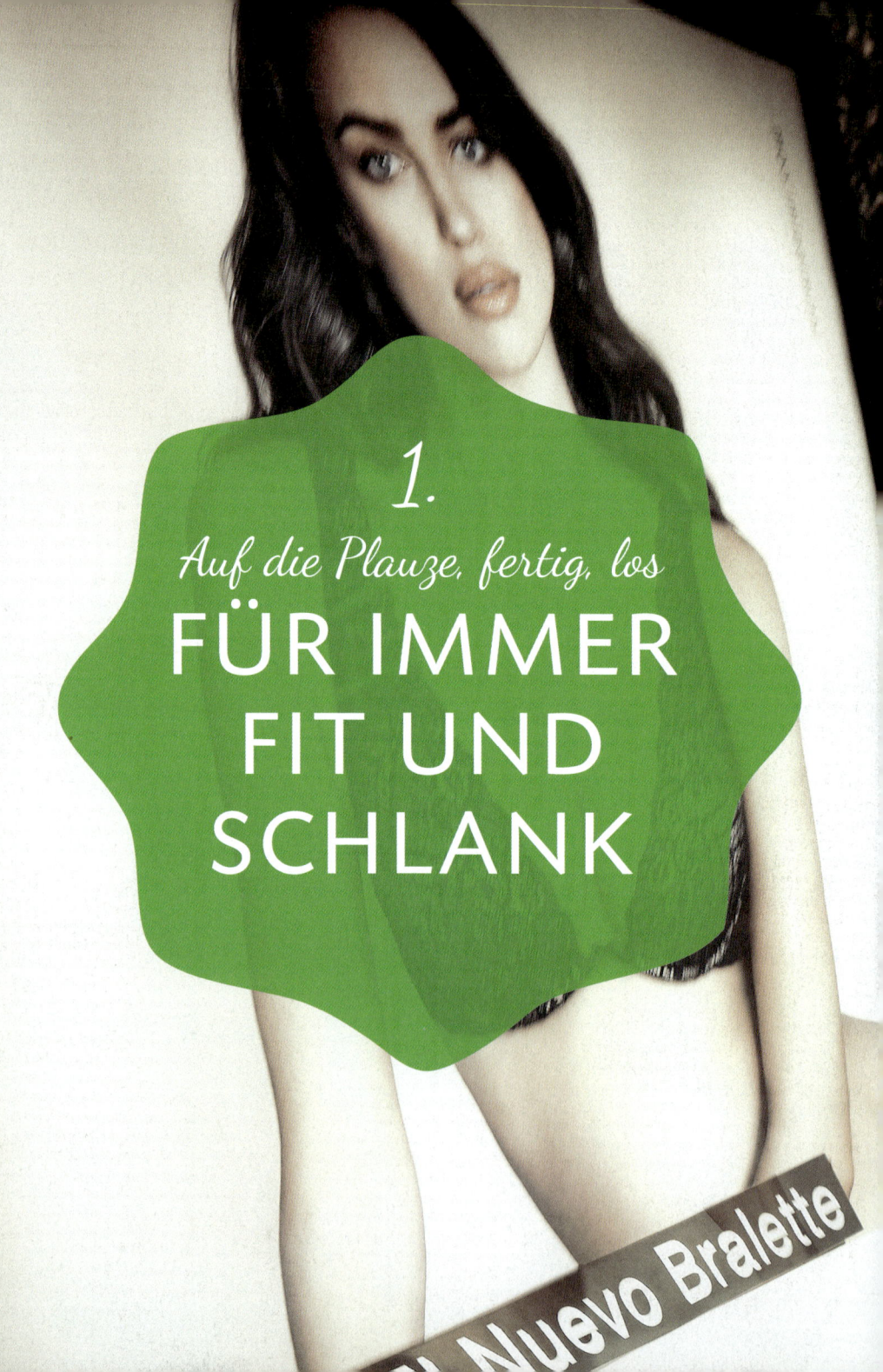

1.

Auf die Plauze, fertig, los

FÜR IMMER FIT UND SCHLANK

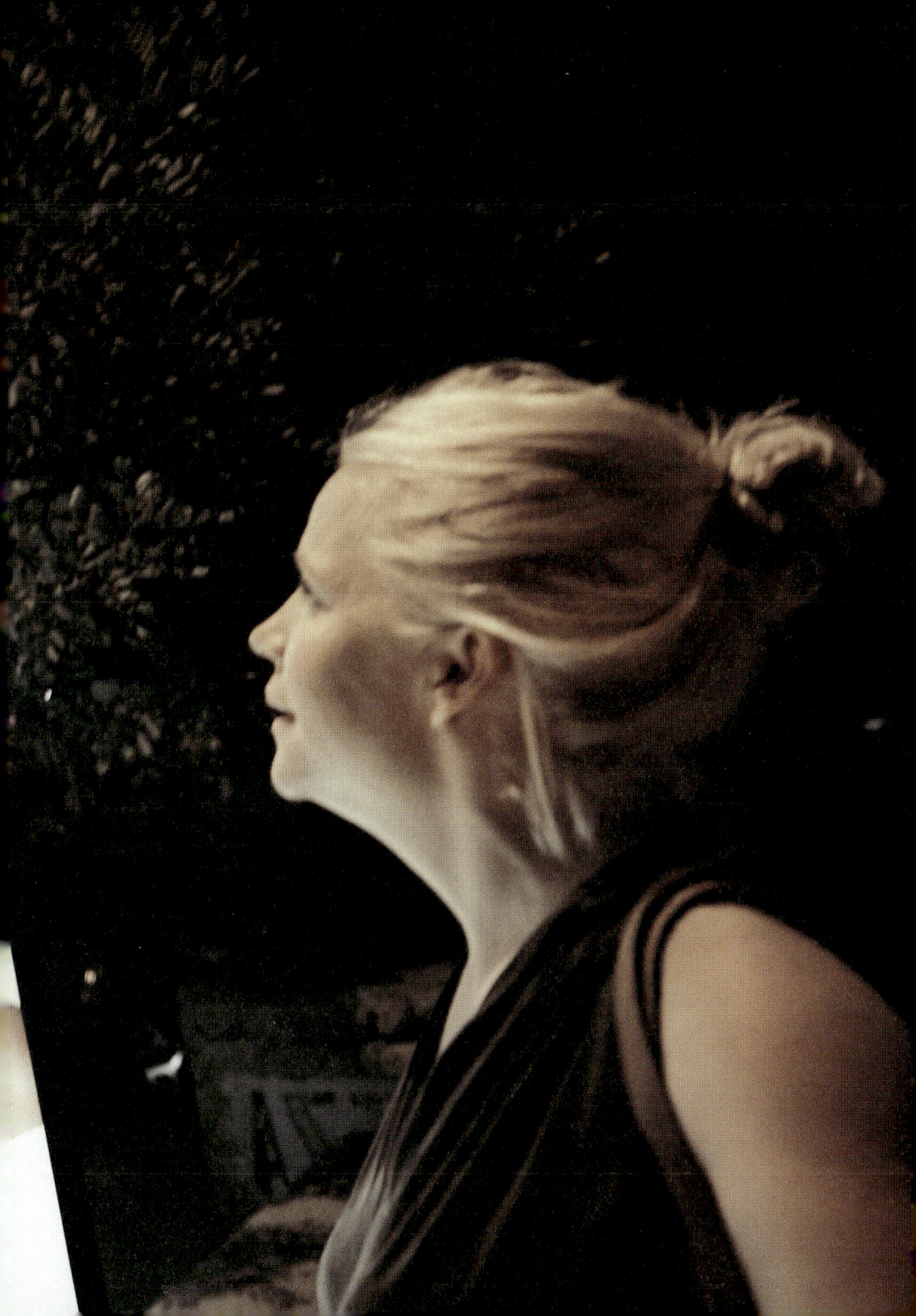

Eins ist sicher: Ich kenne kein – wirklich kein! – Thema, das die Frauenwelt so sehr bewegt und leiden lässt wie das Thema Abnehmen. Abgesehen davon, dass auch ich nicht mit den Ich-kann-alles-essen-was-ich-will-und-nehme-trotzdem-nicht-zu-ohne-mich-zu-übergeben-Genen gesegnet bin, ist meine Erfahrung, die sich immer wieder an Abenden mit meinen Freundinnen und in den Mails von Zuschauerinnen bestätigen: Selbst die allerdünnsten Frauen sind nicht zufrieden. Sie mühen sich ab mit einer erfolglosen Diät nach der anderen und nicht genutzten Fitnessstudio-Abos – und weil es dann doch nicht klappt, muss die Bauch-weg-Hose unter dem Abendkleid wieder ran.

Als kinderlose Studentin schaffst du es vielleicht noch einigermaßen, deine Figur zu halten, aber lass da mal zwei bis drei Kinder, einen Hund, einen anstrengenden Job und noch ein Hobby (atmen!) dazukommen – dann wird die Zeit knapp. Und trotzdem sollen und wollen wir alles in einem sein: eine Partnerin mit Topfigur, eine liebende Mutter mit viel Zeit für die Wünsche und Wehwehchen unserer Kinder und am besten noch erfolgreich im Job. Model, Mutter, Karrierefrau. Wie soll das gehen?

In diesem Zusammenhang fällt mir die Geschichte meiner Freundin Suse – Mutter einer achtjährigen Tochter – ein, die gerade vor dem Spiegel stand, als ihr Mann im Vorbeigehen zu ihr sagte: »Hättest du diese Figur damals gehabt, wäre aus uns nichts geworden.« Suse starrte ihn entgeistert an: »Ich habe eine Schwangerschaft hinter mir und dir eine tolle Tochter geschenkt, oder?« Seine Antwort: »Ja, aber das ist neun Jahre her – das muss man doch heute nicht mehr sehen, oder?!«

Erstens: Kann der Staat bitte mal den Fortbildungskurs »Empathische, rücksichtsvolle Gesprächsführung« für alle Männer zwangsverordnen? Zweitens, mal abgesehen vom Anfangsspaß, also dem Akt der Zeugung: Eine Schwangerschaft bedeutet, dass die Frau neun Monate lang einen wachsenden Riesenkürbis vor sich herschleppt. Die Beine schwemmen durch Wassereinlagerungen nilpferdartig auf, wir gehen alle zehn Meter zur Toilette, die Gelenke schmerzen, wir übergeben uns, die Geburtsschmerzen zerreißen unseren Unterleib. Ganz ehrlich: Das ist Krieg! Man sagt doch auch nicht zu einem Kriegsveteran: »Mit dem fehlenden Bein siehst du aber echt scheiße aus.« – »Ich war im Krieg!« – »Aber das ist doch neun Jahre her!«

So geht es tatsächlich vielen Frauen, ob nun nach einer Schwangerschaft oder einfach so. Da frage ich mich: Wo waren die Männer, als emotionale Intelligenz in der DNA verteilt wurde?

EIN GEWISSER DRUCK

Fakt ist: Als Normalmensch spüren Sie schon Druck: durch Ehegatten, Kinderlose und Freundinnen, die dank Super-Genpool oder Botox immer noch exakt so aussehen wie bei ihrer Einschulung. Auch Schwiegermütter steuern gerne mal etwas bei, wie die meinige, die kurz vor der Geburt meines zweiten Kindes zu mir sagte: »Wie kann man nur so viel zunehmen! Als *ich* zur Geburt damals in die Klinik kam, war ich so dünn, dass mich die Empfangsdame gefragt hat, ob ich gekommen sei, um jemanden zu besuchen.«

So weit also der »Normaldruck«, der schon echt erheblich ist. Für mich als Mensch, der in der Öffentlichkeit steht, kommt es aber im wahrsten Sinne des Wortes noch »dicker«. Ich habe nämlich nicht nur eine, sondern 80 Millionen »Schwiegermütter«. Diese kritische Körperbeäugung ist auch kein Wunder, wenn man immer – um nur ein Beispiel zu nennen – Heidi Klum vorgehalten bekommt, die direkt vom Kreißsaal auf den Catwalk marschiert ist, nachdem sie während der Geburt wahrscheinlich schon Sit-ups mit ihrem Personal Trainer gemacht hat.

Als ich die Liveshows der siebten Big-Brother-Staffel moderierte, fragte eines Montags der damalige Produzent meine Agentin, während sie gemeinsam die Sendung ansahen: »Sag mal, ist Charlotte schwanger, oder wieso hat die so eine furchtbare Plauze bekommen?« Ja, ich war schwanger – aber erst in der siebten Woche. Die »furchtbare Plauze« war gegen das, was noch kommen würde, nicht mehr als eine geschälte Erbse!

Zur Strafe saß ich bei der nächsten Weihnachtsfeier – dann tatsächlich mit »Riesenplauze« – nicht mehr an der Produzenten- und Moderatorentafel, sondern hinten in der Ecke am Praktikantentisch, bei den Unberührbaren.

Als der Grund für 35 Kilo End-Zusatzgewicht dann endlich meinen Körper verlassen und die Welt schreiend betreten hatte, lagen ganze acht Wochen Babypause vor mir. Acht Wochen, in denen ich wieder in Topform kommen musste. Auch wieder Druck.

Verzweifelt recherchierte ich, wie ich die Pfunde am schnellsten loswerden könnte. Personal Trainer? Dauert länger als acht Wochen. Wegoperieren! Machen Heidi Klum & Co. doch sicher auch. Ich habe also mal einen befreundeten Chirurgen gefragt. Der winkte mitleidig ab: »Nee, erst mal musst du wieder auf dein Normalgewicht, dann schneiden wir die tote Katze (!) vorne ab!« Anschließend haute er sich vor Lachen auf die Schenkel. Als ich an mir runterschaute, dachte ich: So viel kann man gar nicht wegschneiden, wie da weg müsste. Das war keine Katze, das war ein ganzer Zoo.

MEINE RETTUNG: DIE BUNTE-WAAGE

Das Problem ist ja nicht nur, dass wir uns gar nicht mehr wohlfühlen in unserer zu dicken Haut. Übergewicht hat auch üble Folgen für die Gesundheit. Schon fünf bis zehn Kilo zu viel erhöhen das Risiko für Herz-Kreislauf-Erkrankungen, Schlaganfall und Diabetes Typ 2 um das Dreifache. Bei 20 Kilo ist das Risiko sechsfach erhöht. Und Fakt ist, ob mit oder ohne Schwangerschaft: Der Stoffwechsel ist ab Mitte dreißig stark verlangsamt, wir futtern uns also jedes Jahr ein Kilo zusätzlich an, wenn wir nichts dagegen tun. Und zack sind mit fünfundvierzig auf einmal 15 Kilo mehr drauf. Dabei sind das unsere besten Jahre!

Meine Rettung kam 2012 in Form einer hundsgemeinen Redakteurin der Zeitschrift BUNTE. Kennen Sie die Rubrik »Auf der BUNTE-Waage«? Dort werden Prominente verbal hingerichtet, die das Verbrechen begangen haben, im Laufe ihres Lebens ein paar Kilo zuzunehmen.

Bei mir hatten sie zwei Bilder rausgesucht: eins aus dem Jahr 2000 vor den Geburten und eins aus dem Jahr 2010 nach der zweiten Geburt. Unter dem Foto stand: »Damals: Charlotte Karlinder: Graziler ging es kaum.« Und unter dem anderen Foto: »Heute ist die Moderatorin mehr als proper.«

Da war es: das Todesurteil! Dachte ich, war es aber dann doch nicht, wie sich wenig später herausstellte. Denn genau zu diesem Zeitpunkt suchte ein großes Pharmaunternehmen, das pflanzliche Abnehmpillen herstellt, eine prominente Mutter für eine Werbekampagne. Das passte natürlich wie die Faust aufs Auge. Ich hatte 35 Kilo draufgelegt und nur ca. 20 wieder verloren.

Heute bin ich der fiesen BUNTE-Redakteurin dankbar, denn aus dem Artikel über die »propere« Charlotte entstand eine Riesen-TV-Werbekampagne einschließlich eines lebensgroßen Pappaufstellers (der heute im Zimmer meiner Kinder steht).

Das Problem des Werbe-Deals war allerdings: Der Zeitraum zwischen Vorher- und Nachher-Shooting betrug kampagnenstartbedingt lediglich vier Wochen – und zehn Kilo mussten runter. Also: hungern, Diätpillen und Sport bis zum Abwinken. Total ungesund, aber effektiv. Was man eben so macht, wenn man weiß, dass man demnächst als reale Pappfigur deutschlandweit in den Schaufenstern von 120 000 Apotheken stehen wird. Da läuft es sich fast wie von alleine, und man betreibt nicht nur das bekloppte Dinner-Cancelling, sondern auch gleich Breakfast- und Lunch-Cancelling, das sage ich Ihnen!

Aber ganz im Ernst: Diese Zeit war so hart, das wünsche ich meinem ärgsten Feind nicht – vor allem nicht für seine Gesundheit. Damit Ihnen diese Hungerkur erspart bleibt, habe ich für Sie stattdessen die besten Tipps & Tricks, um zu Ihrer Wunschfigur zurückzufinden. Ich verspreche Ihnen: Das fantastische Gefühl, wenn Sie zum ersten Mal beim Hosenkauf in eine Größe kleiner passen – das ist wie Weihnachten, Ostern und Geburtstag an einem Tag!

TIPP 1

JAPANISCHE ATEMÜBUNG – BAUCHFETT WEG IN ZWEI MINUTEN

Im Sommerurlaub vor zwei Jahren, wir saßen abends bei einem Glas Wein zusammen, sagte eine Freundin plötzlich wie aus dem Nichts: »Ach, Mensch, diese tote Katze hier, die müsste ja auch langsam mal weg …« Und griff sich seufzend mit beiden Händen an den unteren Teil ihres Bauchs. Der Begriff amüsiert mich immer wieder und hat sich in mein Gehirn gebrannt. Er ist ebenso dauerhaft wie die »tote Katze« selbst. Das Unterhautfettgewebe hält sich hartnäckig, erst recht, wenn wir Kinder bekommen haben. Mit fatalen Folgen, leider ist es nämlich nicht nur ein optisches Problem: Erwiesen ist, dass ein Übermaß dieses Unterbauchfett ebenfalls mit mehr viszeralem Fett an den Organen einhergeht, was wiederum Zivilisationserkrankungen wie Diabetes, Herzinfarkt, Schlaganfall und Krebs fördert. Grund: Neben entzündungsfördernden Botenstoffen schüttet es auch Hormone aus, die Blutdruck, Blutzucker und Blutfettwerte in die Höhe treiben.

Ich rede dabei nicht von einem kleinen Speckröllchen – ich meine eher den Bauchumfang, bei dem es sich beim Jeanszuknöpfen so anfühlt, als wollte man einen Schlafsack in seinen Beutel zurückstopfen. Um festzustellen, ob wir etwas unternehmen müssen oder alles im Lot ist, gelten folgende Richtwerte: Bei Frauen sollte der Bauchumfang unter 88 Zentimetern liegen, Männer sollten ca. 102 Zentimeter nicht überschreiten.

Die gute Nachricht ist: Mit der folgenden Atemübung werden wir die Katze los – in nur zwei Minuten täglich! »Erfunden« hat sie – quasi durch Zufall im sogenannten »Off Label Use« – der japanische Schauspieler Miki Ryosuke, dessen Hausarzt ihm die Übung ursprünglich gegen Rückenschmerzen verordnete. Innerhalb weniger Wochen verlor Ryosuke 13 Kilo Gewicht und zwölf Zentimeter Bauchumfang – und sein Hausarzt und er kamen zu dem Ergebnis, dass die Gewichtsreduktion tatsächlich auf der Übung beruhte, da sie zudem den Stoffwechsel anregt und Muskeln kräftigt.

SO GEHT'S

1. Aufrecht hinstellen. Ein Bein vor sich, das andere Bein hinter sich platzieren.
2. Gesäß anspannen und Gewicht auf den hinteren Fuß verlagern.
3. In dieser Position langsam drei Sekunden lang einatmen, dabei mit der Einatmung die Arme über den Kopf heben.
4. Danach sieben Sekunden lang stark ausatmen und dabei die gesamte Muskulatur anspannen.

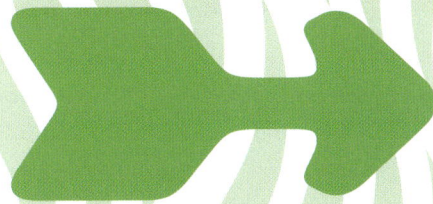

Täglich für zwei Minuten wiederholen.

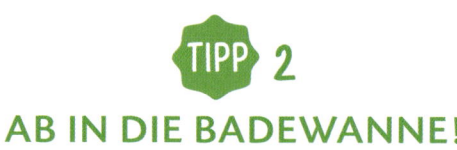

TIPP 2

AB IN DIE BADEWANNE!

Die schlechte Nachricht vorweg: Selbstverständlich ist Bewegung immer die beste Methode, um Kalorien zu verbrennen. Aber es gibt – auch in meinem Leben – nun mal Tage, an denen wir es nicht schaffen, weil zu viel auf dem Plan steht oder die Erkältung uns einen Strich durch die Rechnung macht. Und deshalb folgt jetzt die gute Nachricht: Wir können uns auch einfach in die Badewanne legen – und dabei sensationelle 160 Kalorien pro Stunde verbrennen. Zum Vergleich: Dies entspricht in etwa dem Verbrauch bei einer zwanzigminütigen Walking-Runde!

Herausgefunden hat das ein Team der britischen Loughborough University, die untersucht hat, welchen Effekt ein heißes Bad auf unseren Blutzuckerspiegel und Kalorienverbrauch hat. Zehn Probanden verbrachten dafür genau 60 Minuten in 40 Grad heißem Wasser. Dabei erhöhten sich die Körpertemperatur und der Energieverbrauch um 80 Prozent. Ganze 160 Kalorien verbrannten die Probanden im Durchschnitt beim Baden.

Ich habe überlegt, wie lange ich denn in der Wanne schmoren müsste, bis die 300 Kalorien des Cheeseburgers, den ich mir in der Mittagspause (nur ausnahmsweise!) gegönnt hatte, »weggebadet« wären – und bin dabei auf 2,5 Stunden gekommen. Da Schwimmhäute aber auch nicht unbedingt sexy sind, habe ich es bei 45 Minuten belassen und bin vorher einfach noch eine Runde durch den Park gejoggt. Perfekte Kombination!

VORSICHT: ZU LANGE BÄDER BEI HOHEN TEMPERATUREN KÖNNEN DEN KREISLAUF BELASTEN – wie immer im Leben also bitte nicht übertreiben.

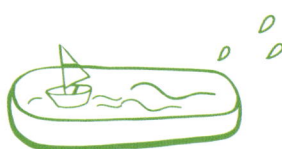

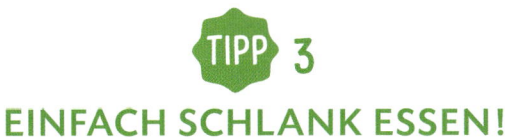

TIPP 3

EINFACH SCHLANK ESSEN!

Schwangere haben ja bekanntlich seltsame Essgelüste – bei mir war es in jeder Schwangerschaft ein anderes Lebensmittel, von dem ich nicht genug bekommen konnte. Gott sei Dank waren es nicht, wie bei meiner Mutter, schwedische Zimtschnecken, sonst wäre ich vermutlich in den Kreißsaal reingerollt. Nein, bei Kind Nr. 1 waren es Cherrytomaten. Und bei Kind Nr. 2 Wassermelonen. Da beides, ausgesprochen kalorienarme Lebensmittel sind, musste ich wegen der Gewichtszunahme nicht so viele Bedenken haben. Woher die 35 Kilo kamen, die ich zugenommen habe, weiß ich, ehrlich gesagt, bis heute nicht. Vermutlich war es Wasser.

Natürlich gibt es keine Null-Kalorien-Lebensmittel. Aber immerhin welche, von denen wir so viel essen können, wie wir möchten, ohne explodierende Hüften zu befürchten. Und zwar alle Gemüse- und Obstsorten mit wenig Stärke.

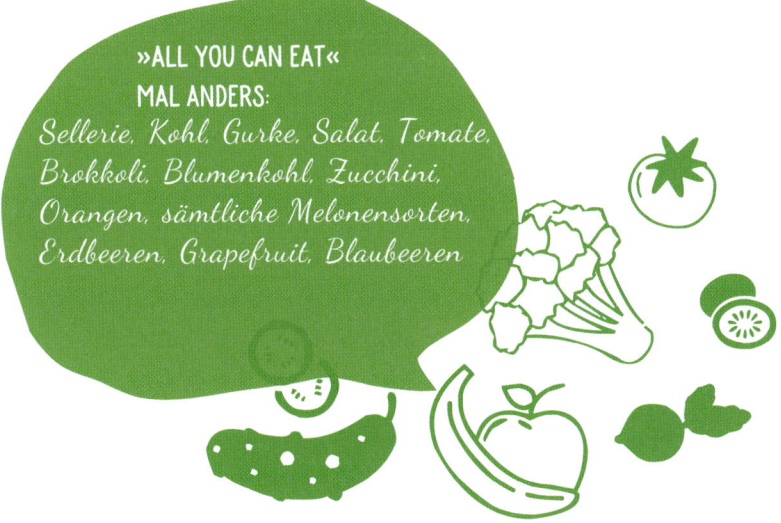

»ALL YOU CAN EAT«
MAL ANDERS:
Sellerie, Kohl, Gurke, Salat, Tomate,
Brokkoli, Blumenkohl, Zucchini,
Orangen, sämtliche Melonensorten,
Erdbeeren, Grapefruit, Blaubeeren

TIPP 4

KÜCHENDEKO ZUM ABNEHMEN – ABER BITTE DIE RICHTIGE!

Vorab mal eine Frage: Was steht oder liegt denn bei Ihnen so in der Küche herum? Falls Sie sich nicht mehr erinnern: Gehen Sie mal kurz rüber und schauen Sie nach. Ein Kochbuch mit Backrezepten der besten Kuchen? Der verstaubte Schokofondue-Brunnen? Oder ein Smoothie-Mixer mit Obstschale daneben? Sollte Letzteres der Fall sein: Herzlichen Glückwunsch, Sie haben beste Chancen, Ihr Gewicht zu halten und gesund zu bleiben!

Wer die Küchendeko bisher dem Zufall überlassen hat, sollte dies schleunigst ändern: Im Rahmen einer großen Lebensstil-Studie mit über 500 Teilnehmern kam nämlich heraus: Die Kücheneinrichtung ist entscheidend dafür, ob sich unser Gewicht im Normbereich befindet.

Die teilnehmenden Frauen beantworteten Fragen zur Einrichtung ihrer Küche, zusätzlich gaben sie ihr Gewicht und ihre Größe an. Das Ergebnis: Probanden, die Obst und Gemüse auf ihrer Küchenarbeitsplatte oder auf dem Esstisch stehen hatten, wogen im Schnitt etwa sechs Kilo weniger, und der BMI war niedriger. Zudem fanden die Ernährungswissenschaftler heraus, dass im Umkehrschluss figurbewusste Menschen beispielsweise ihre Toaster in den Keller verbannen sollten: Die Toasterbesitzer hatten samt und sonders einen höheren BMI und brachten im Schnitt ca. neun Kilo mehr auf die Waage. Frauen, die Softdrinks wie Cola und andere Limonaden sichtbar aufbewahrten, wogen rund elf Kilo mehr. Also: Raclette-Gerät und Toaster in den Küchenschrank, Limonaden runter vom Speiseplan und dafür ab auf den Wochenmarkt und dort Obst und Gemüse der Saison kaufen – und drapieren!

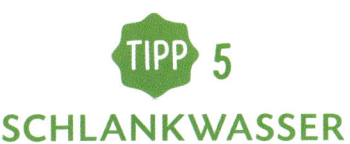

TIPP 5
SCHLANKWASSER

Ein Arzt, mit dem ich mich auf einem Kongress über alternative Heilmethoden unterhielt, sagte: Skepsis ist immer geboten bei allem, was zu schön klingt, um wahr zu sein. Theoretisch hat er recht – aber manche Dinge sind einfach nur schön und dabei trotzdem nachweislich wahr. So verhält es sich auch mit meinem Schlankwasser. Das Rezept einschließlich Zubereitung habe ich vor einiger Zeit online als Video auf der Plattform unserer TV-Sendung bereitgestellt. Innerhalb von ein paar Tagen hatte es über 100 000 Klicks, und über 70 Zuschauerinnen schrieben mir, dass sie mit diesem Wasser im Schnitt fünf Kilo abgenommen hatten.

Natürlich muss man das immer relativ sehen. Ein befreundeter Trainer, den ich nach meinen beiden Schwangerschaften beauftragt hatte, mir die angefutterten »Ich-muss-schließlich-für-zwei-essen«-Kilos für die nächste Moderation im TV wieder bootcampmäßig abzutrainieren, überreichte mir (zusätzlich zur täglichen Schinderei im Fitnessstudio) einen Speiseplan. Auf dem stand:

Montag: Frühstück: Schwarzer Kaffee Mittagessen: Ein Ei und eine halbe Orange Abendessen: Drei Esslöffel Magerquark mit Kräutern
Dienstag: Frühstück: Schwarzer Kaffee Mittagessen: Ein Ei und eine halbe Orange Abendessen: Drei Esslöffel Magerquark mit Kräutern
Und so ging es bis Sonntag weiter. Ich habe ihn sofort gefeuert! Ich meine, dass ich abnehme, wenn ich quasi *nichts* esse, ist mir auch klar. Für diese Erkenntnis brauche ich keinen Personal Fitnesstrainer für 120 Euro pro Stunde!

Der Clou am Schlankwasser ist aber: Die Wirkungskombination aus Gurke, Minze, Zitrone, Ingwer und Wasser kurbelt in der Menge effektiv den Stoffwechsel an, sodass die Fettverbrennung auf Hochtouren läuft. Ingwer stimuliert den Stoffwechsel, Abfallprodukte können schneller abtransportiert werden, die Fettverdauung im Darm wird optimiert. Der hohe

Vitamin-C-Gehalt der Zitrone in Kombination mit Minze und Gurke sorgt für die Produktion des Hormons Noradrenalin – das A und O für die Fettverbrennung. Und last, but not least verhindert der Aroma-Mix aller Zutaten kontraproduktive Heißhungerattacken. Getrunken wird das Wunderwasser vor jeder Mahlzeit – das sättigt, sodass wir an diesen Tagen sogar die Größe der Portionen auf zwei Drittel halbieren können. Tipp für noch größeren Erfolg: Die Mahlzeiten mit viel Gemüse gestalten!

REZEPT

Zutaten für eine Tagesration:
Zwei Liter Wasser, ein Stück frischer geriebener Ingwer (etwa zwei bis drei Zentimeter), eine mittelgroße, geschälte Gurke in dünnen Scheiben, zwölf Blätter Minze und eine mittelgroße unbehandelte Zitrone in dünnen Scheiben. Die Zutaten werden in einen Krug gegeben.

Den Mix über Nacht oder zumindest für ein paar Stunden in den Kühlschrank stellen, damit sich die Aromen vermischen und entfalten können.

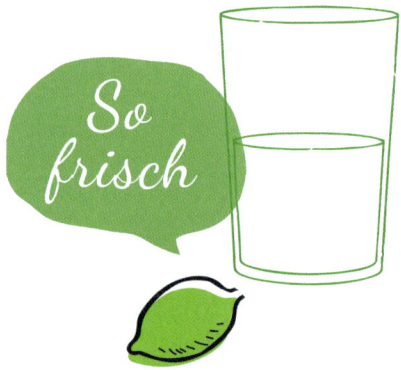

So frisch

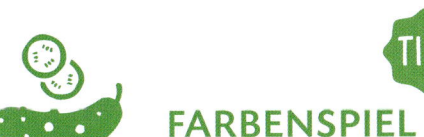
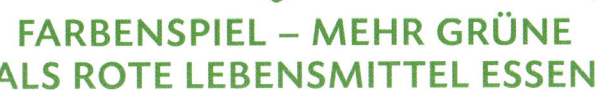

TIPP 6

FARBENSPIEL – MEHR GRÜNE ALS ROTE LEBENSMITTEL ESSEN

Diesen Abnehmtrick hat eine italienische Forscher-Truppe der Neurobiologie in Triest herausgefunden. Sie stellten nämlich fest, dass wir von roten Speisen unbewusst mehr essen, weil die Signalfarbe unser Gehirn an reifes Obst erinnert und einen höheren Nährstoffgehalt signalisiert. Diese Info bringt uns natürlich nichts, wenn wir sonst alles in uns reinstopfen, was nicht niet- und nagelfest ist, aber: Wir können mit grünen Lebensmitteln (z.B. Gemüse statt rotes Fleisch) ein ganze Menge Kalorien sparen, ohne dass es uns wirklich auffällt. Also, auf in den Supermarkt und alles auf Grün!

TIPP 7

AUFGEWÄRMTE KOHLENHYDRATE

Der Teufel steckt wie immer im Detail: Lässt man Nudeln oder andere stärkehaltige Lebensmittel nach dem Kochen abkühlen, verändert sich ihre Struktur: Aus normaler Stärke wird resistente Stärke, die sich nicht von den körpereigenen Enzymen aufspalten lässt. Stattdessen entstehen mehr Ballaststoffe, die länger satt machen. Weiterer Pluspunkt: Der Körper gewinnt weniger Kalorien aus der Mahlzeit, was die schlanke Linie unterstützt. Stattdessen sorgen die Ballaststoffe für eine gute Chemie unter den lebensnotwendigen Darmbakterien. Also, auch wenn die Italiener unter Ihnen jetzt die Hände über dem Kopf zusammenschlagen: Ab jetzt sind abgekühlte und wieder aufgewärmte Nudeln der Hit!

TIPP 8

WASSER OHNE KOHLENSÄURE TRINKEN

Meist kaufen wir Wasser mit oder ohne Kohlensäure je nach Vorliebe. Tatsächlich wiegt die Entscheidung aber wortwörtlich schwerer, als wir denken! Ein Experiment mit Ratten bewies: Prickelwasser führt zur Gewichtszunahme.

Im Experiment wurden miteinander verwandte männliche Ratten in vier Gruppen eingeteilt. Eine Gruppe bekam Leitungswasser und die anderen kohlensäurehaltiges Wasser. Alle konnten so viel essen, wie sie wollten. Nach einem Jahr hatten die Ratten, die Kohlensäure zu sich nahmen, signifikant schneller zugenommen als die Gruppen, die stilles Wasser bekommen hatten. Auch die Fettwerte in der Leber waren deutlich erhöht, ein klassisches Zeichen von Übergewicht.

Ich habe diverse Ärzte dazu befragt, die alle erstaunt waren – nach der Erklärung aber zugestimmt haben, dass es nachvollziehbar ist. Schuld daran ist das Hungerhormon Ghrelin, das bei Aufnahme von Kohlensäure vermehrt produziert wird. Dies löst ein Hungergefühl aus, sodass wir mehr essen. Da Leitungswasser erwiesenermaßen in unseren Gefilden zudem eh am gesündesten und auch noch am günstigsten ist:

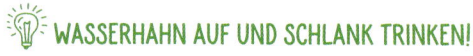 WASSERHAHN AUF UND SCHLANK TRINKEN!

TIPP 9

KALTES WASSER

Wir nehmen schneller ab, wenn wir viel Wasser zu uns nehmen – aber kaltes! Trinken wir kaltes Wasser, muss unser Körper zur Erwärmung nämlich mehr Energie aufwenden und verbraucht demnach mehr Kalorien. Diesen Vorgang bezeichnet man als Thermogenese. Das Leitungswasser kurz laufen lassen, bis es kalt ist – und runter damit!

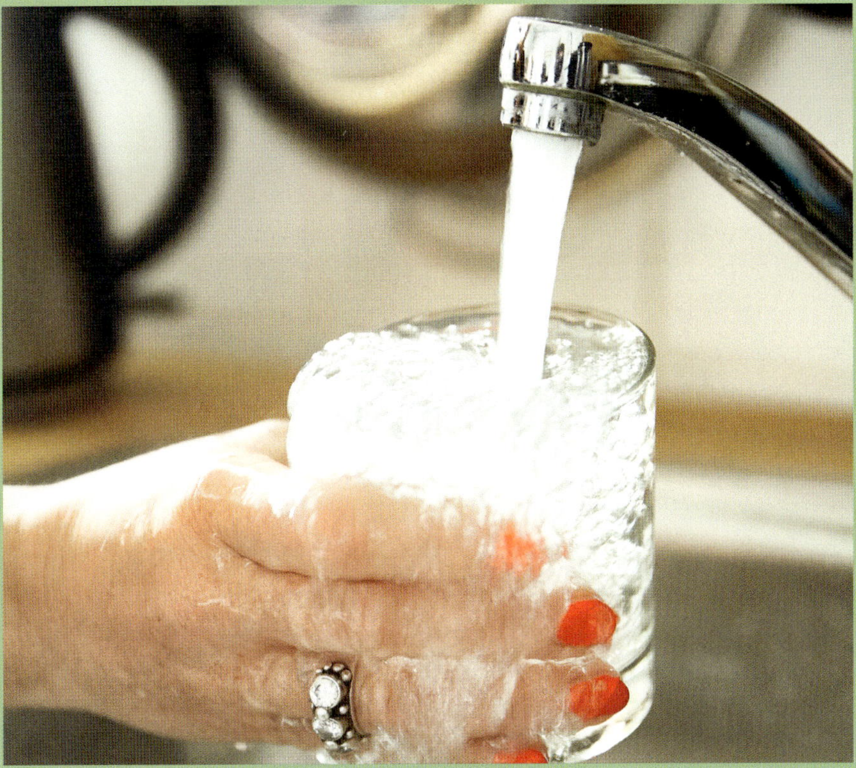

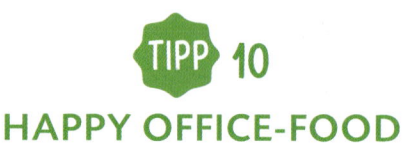

TIPP 10

HAPPY OFFICE-FOOD

Unsere Tage im Büro sind leider viel zu häufig von Hektik, Stress und Termindruck geprägt. Das allein ist schon schlecht für unsere Gesundheit – und für die Bikinifigur. Wenn wir dann noch zwischendurch zum Schokoriegel greifen und uns zum Lunch ein Fertiggericht oder Fast Food vom Imbiss gegenüber holen, ist der Tag für unseren Körper gelaufen. Aber wie sollen wir es auch noch schaffen, uns im Büro gesund und ausgewogen zu ernähren? Ach so, und schmecken soll es auch noch, sonst halten wir eh nicht durch, wie wir gelernt haben. Ich sage es Ihnen! Here we go.

Mein Office-Kleeblatt für sättigendes und glücklich machendes Office-Food:

1. Charlottes Avocado-Brot: Zum Vergleich: Butter auf dem Brot bringt es auf 750 Kalorien und 83 Prozent Fett (pro 100 g). Bei der Avocado sind es lediglich 220 Kalorien und 24 Prozent Fett. Und dabei handelt es sich auch noch um gesundes Fett, reich an ungesättigten Fettsäuren und Vitamin E. Und zudem noch praktisch fürs Büro. Avocado zerdrücken und salzen. Bei Bedarf noch eine Scheibe Käse, Paprika oder Gurke obendrauf.
2. Biggis Apfel-Erdnussmus-Schnitze: Apfel in Schnitze aufschneiden und auf jedes Stück einen Klecks Erdnussmus oder -butter geben – eine ungewöhnliche und sättigende Kombination.
3. Reinhards Apfelkarottensalat: Zwei Karotten und einen Apfel reiben, zusammenmixen und einen großen Klecks Naturjoghurt, einen Schuss Zitronensaft plus ganz wenig Öl darauf!
4. Jennys Wassermelonen-Schafskäse-Minze-Basilikum-Salat: Melone und Schafskäse würfeln, Minze- und Basilikumblätter drauf – fertig.

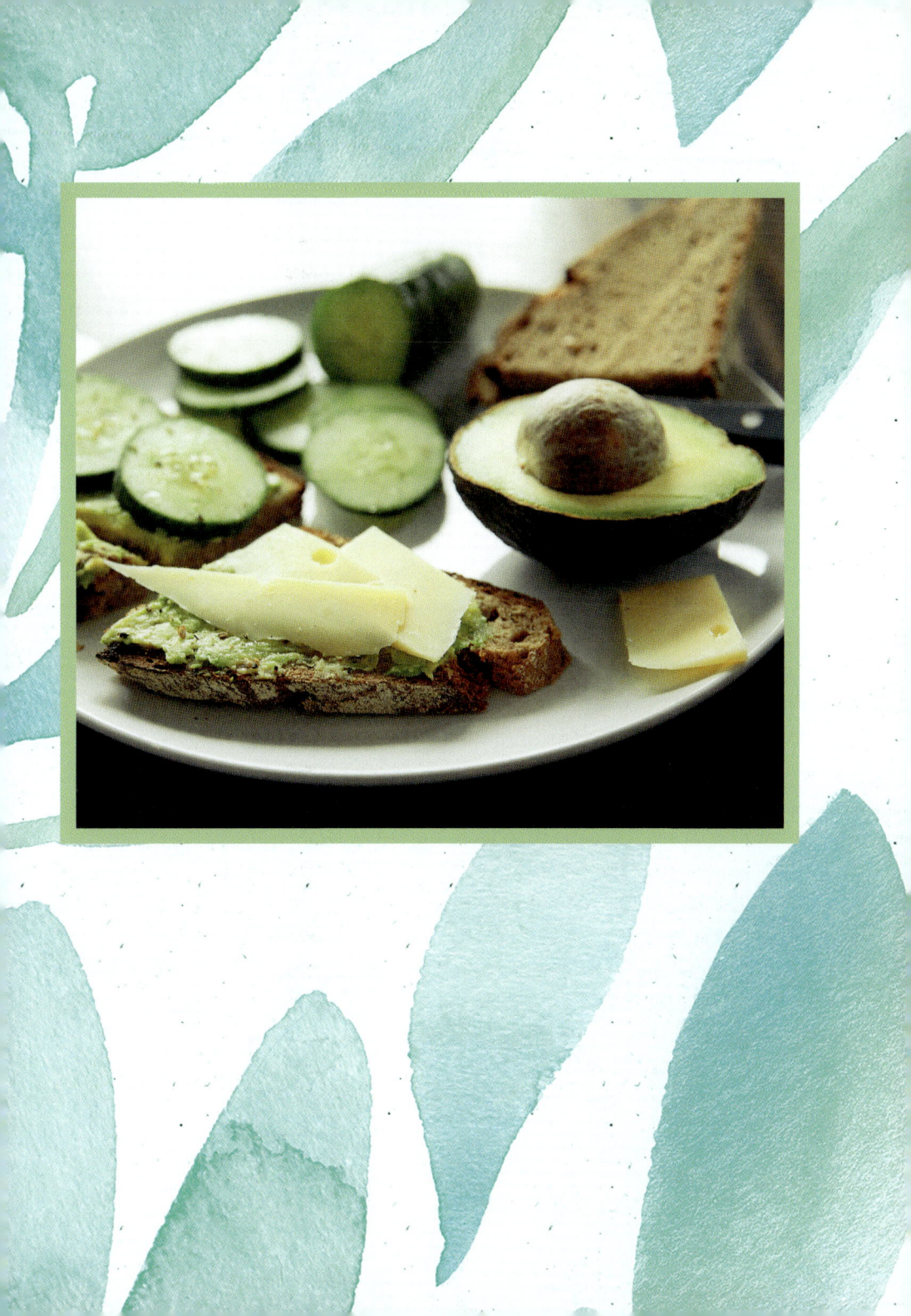

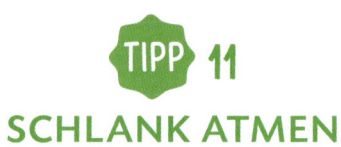

SCHLANK ATMEN

Ich weiß, es klingt nach Hokuspokus, aber die Wissenschaft hat mal wieder unter Beweis gestellt, dass es funktioniert: Die Darmtätigkeit durch das bloße Verändern unserer Atmung zu erhöhen. Tatsächlich ist es plausibel, wenn man das Ganze mal genauer unter die Lupe nimmt: Wenn wir gestresst sind, atmen wir ungesund, nämlich flach und kurz. Unsere Organe benötigen aber die Atmung als eine Art Massage, um optimal zu funktionieren. Insbesondere die Verdauung braucht für einen raketenschnellen Stoffwechsel tiefe Atemzüge bis in den Bauchraum – in der indischen Heilkunst ist das dabei entstehende Verdauungsfeuer als »Agni« bekannt. Dann verdauen wir die Nahrung effektiver und die Heißhunger-Attacken sinken.

Bei vielen Menschen ist der Stoffwechsel durch die ungesunde Lebensweise aus dem Gleichgewicht geraten – wir haben es aber in der Hand, ihn durch verschiedene Maßnahmen wie Ernährungsumstellung, Bewegung und eben Übungen wie diese wieder ins Lot zu bringen. Das Tolle daran: Trainieren können wir jederzeit und überall.

Zu Beginn der Schlankatmung sollten Sie sich fragen: Versorgt jeder Atemzug auch den Bauchraum mit Sauerstoff? Wenn dies nicht der Fall ist: Augen schließen, tief durch die Nase einatmen und die Luft durch die Nasenflügel bis hinunter zum Bauchnabel einziehen. Dabei hebt sich die Bauchdecke, und beim Ausatmen zieht sich die Bauchdecke nach innen.

🔆 **DIESE ÜBUNG TÄGLICH MINDESTENS FÜNF MAL WIEDERHOLEN.** Dazwischen Pause machen und beobachten, wie sich Ihr Atmen verändert. Ziel ist es, irgendwann immer so tief zu atmen, ohne bewusst darauf zu achten – und nach und nach die Wirkung an den Hüften zu spüren.

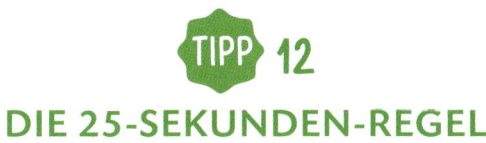

DIE 25-SEKUNDEN-REGEL

Ich persönlich freue mich ja immer, wenn ich mein zuckergieriges Gehirn austricksen kann – auch wenn ich weiß, dass diese Zuckergier eine überlebenswichtige Strategie ist. Gut geht das Austricksen beispielsweise mit der sogenannten 25-Sekunden-Regel.

Und die geht so: Mal wieder hat eine Studie, diesmal des Rush University Medical Center, gezeigt, dass exakt 25 Sekunden ausreichen, damit Menschen eine gesunde Entscheidung treffen. Dafür stellten sie die Probanden an einen zeitverzögert auswerfenden Snackautomaten, wo sie sich entscheiden mussten: zwischen einem vermeintlich »guten« und einem »schlechten« Snack. Wer sich für den ungesunden Snack entschied, musste bis zum Auswurf mindestens 25 Sekunden warten – per Countdown runtergezählt. Innerhalb dieser Zeit durfte der Proband sich noch umentscheiden – für die gesunde Alternative, die sofort ausgeworfen wurde.

Das Ergebnis: 93 Prozent der Teilnehmer entschieden sich um. Mit einer einfachen Begründung, die wir uns im Alltag zunutze machen können: Die unmittelbare Befriedigung des jeweiligen Bedürfnisses ist immer erstrebenswerter. Auf etwas zu warten, macht die Sache deutlich unattraktiver. Wer kennt das nicht vom neuen Sofa: Wir warten wirklich nur äußerst ungern darauf. Viel schöner wäre es doch, das Sofa gleich auf das Autodach zu schnallen.

In der Praxis sieht diese Regel nun so aus: ZWINGEN SIE SICH EINFACH JEDES MAL, WENN SIE ETWAS UNGESUNDES ODER EINE ZWEITE PORTION ESSEN MÖCHTEN, VORHER BIS 25 ZU ZÄHLEN. Die Wartezeit lässt uns reflektieren, was wir eigentlich essen möchten – und automatisch wählen wir die gesündere Alternative. Das ist ein wirklich guter Mind-Trick, sehr hilfreich bei Heißhunger-Attacken.

WASSER ESSEN STATT TRINKEN

Ich sage Ihnen jetzt mal was: Ich kann die Wasserdiskussion nicht mehr hören. Seit Jahren streiten Experten, welche Menge optimal ist, um unseren Körper gesund zu erhalten und die Zellen ausreichend mit Flüssigkeit zu versorgen. Manche beharren auf ihren drei Litern, dann heißt es wieder, dass zu viel Flüssigkeit doch schädlich ist. Und einige Experten empfehlen nur 1,5 Liter Wasser pro Tag.

Ich glaube, in meinem ganzen Leben kann ich die Tage, an denen ich es geschafft habe, die berühmten drei Liter zu trinken, an »zwei Händen« abzählen. Wenn überhaupt. Mal abgesehen davon, dass das viele Trinken ja schon anstrengend genug ist, muss man dann auch noch entsprechend oft auf die Toilette sprinten. Im Grunde käme ich den ganzen Tag über gefühlt zu nichts anderem mehr, wenn ich diesen Rat befolgen würde. Aber in der Tat ist es natürlich wichtig, dass unser Flüssigkeitshaushalt im Lot bleibt.

💡 FAKT IST: WENN WIR DURST VERSPÜREN, IST ES EIGENTLICH IMMER SCHON ZU SPÄT. Das hat der Körper nicht gut gelöst. Es sollte eigentlich ein Frühwarnsystem geben, sodass wir nicht erst daran denken, wieder Wasser zu trinken, wenn wir Symptome wie Kopfschmerzen und Schwindel verspüren.

Wenn Sie sich also an Flüssigkeit satt essen wollen, empfehle ich Ihnen die folgenden Lebensmittel. 100 Gramm davon enthalten bzw. entsprechen jeweils ca. 100 ml Wasser.

1. Rohe Gurke
2. Gekochter Spargel
3. Gekochter Spinat

4. Chinakohl
5. Kopfsalat
6. Rohe Tomate

7. Rohe Paprika
8. Radieschen
9. Rohe Zucchini

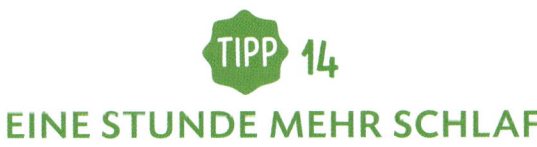

EINE STUNDE MEHR SCHLAF

Ich habe eine gute und eine schlechte Nachricht für Sie. Die schlechte zuerst: Wir schlafen fast alle zu wenig (Ausnahmen bestätigen die Regel!). Die gute: Wenn wir es schaffen, auch nur eine einzige Stunde mehr zu schlummern, hilft uns das dabei, Gewicht zu verlieren – ohne dass wir nur einen einzigen Finger krümmen müssten.

Der Hintergrund: Forscher des Londoner King's College haben elf Schlafstudien mit insgesamt 172 Teilnehmern analysiert. Dabei kam heraus: Wer weniger als sechs Stunden pro Nacht schläft, greift am Tag darauf eher zu ungesunden, kalorienreichen Speisen – mit viel Fett. Menschen, die mehr als sieben Stunden schlafen, haben dieses Bedürfnis nicht, im Gegenteil: Sie ernähren sich gesünder und haben weniger Gelüste und Heißhunger-Attacken.

Die Studienleiter sehen den Grund dafür in der Regulierung der Hormone Ghrelin und Leptin, die bei verkürzter Schlafdauer gestört ist. Ghrelin regt den Appetit an, Leptin sorgt für Sättigungsgefühle. So steuern sie als Spieler und Gegenspieler unser Essverhalten. Sind sie durcheinander, essen wir mehr, als wir eigentlich wollen.

☀️ FAKT IST: DASS BEREITS EINE STUNDE MEHR SCHLAF NEBEN DEM RICHTIGEN MASS AN ERNÄHRUNG UND BEWEGUNG BEIM ABNEHMEN UNTERSTÜTZT. Ganz ehrlich: Wer sich diese einfache Methode entgehen lässt, ist selbst schuld!

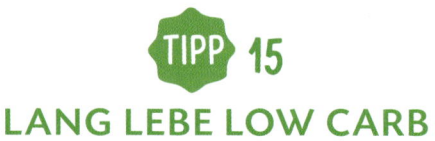

TIPP 15

LANG LEBE LOW CARB

Jedes Jahr drucken die Frauenzeitschriften Unmengen an vermeintlichen Wunderdiäten auf ihre Titelseiten. Alles Quatsch in meinen Augen. Das Einzige, was funktioniert – und ich habe wirklich alles getestet –, ist die gute alte Low-Carb-Methode. Nicht zu verwechseln mit »No Carb« – der Körper braucht Kohlenhydrate. Aber die richtigen – und nicht zu viele. Das bedeutet: weniger schlechte Kohlenhydrate, also weniger Zucker, Reis, Pasta, Brot und zu viele Kartoffeln. Der Nachteil: Am Anfang ist die Umstellung hart, Nebenwirkungen wie Müdigkeit und Schlappheit machen uns zu schaffen.

Der Grund, warum Low Carb müde macht, ist der veränderte Energiestoffwechsel. Statt Kohlenhydraten soll der Körper Fett verbrennen – und dafür benötigt er Enzyme, die nicht sofort bereitstehen. Der Körper steht also quasi mit leeren Händen da: Kein Zucker mehr da, und die Enzyme zur Fettverbrennung muss er erst mal produzieren.

Es tritt ein neuer Energiestoffwechsel ein. Jetzt verbrennt der Körper Fett, wir nehmen ab – rund um die Uhr. Und die Energie kommt auch zurück.

LOW CARB: ANLEITUNG FÜR DEN START

➼ Starten Sie an einem Freitag! Müde im Office rumhängen sieht kein Chef gern. Besser Tage wählen, an denen nicht viel passiert – eine hervorragende Ausrede für ein faules Sofa-Wochenende.

➼ Gegen Unterzuckerung und Magenknurren helfen Lebensmittel mit wenigen Kohlenhydraten wie Äpfel oder Suppe.

➼ Kein Sport! Der Blutzuckerspiegel ist anfangs ziemlich niedrig, die Energie knapp. Deshalb ein paar Tage keinen Sport machen.

DREI LOW-CARB-TIPPS:

1. Perfekt für Pasta-Lover, die Kohlenhydrate sparen möchten: Sogenannte Zoodles sind Nudeln aus Zucchini oder anderen Gemüsesorten in Spaghettiform. Mit einer leckeren Pasta-Soße kombiniert, schmecken sie toll. Außerdem haben sie nicht nur deutlich weniger Kalorien, sondern auch jede Menge gesunde Vitamine, Mineralien und Ballaststoffe. Ein heißer Tipp: Zucchini-Lasagne mit Frischkäse. Kleinere Mengen Zucchininudeln können Sie per Sparschäler oder mit einem scharfen Messer machen. Praktischer geht es mit einem Spiralschneider oder sogenannten Spiralizer.

2. Eiweiß-Brot gibt es mittlerweile bei vielen Bäckereien – sie haben einen deutlich geringeren Kohlenhydrate-Anteil, und Sie müssen die Butter nicht ohne Unterlage essen.

3. Fertige Low-Carb-Pizza können Sie im Supermarkt kaufen – und mit sämtlichen Leckereien inklusive Käse belegen. Mein Favorit: Mit Crème fraîche bestreichen und Lachsstücke drauflegen. Im Anschluss den Rest der Crème fraîche draufklecksen und ein wenig Käse drüberstreuen.

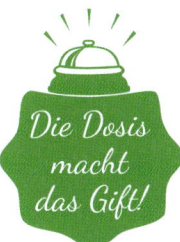

Die Dosis macht das Gift!

TIPP 16

HIT – PULS HOCH, FETT RUNTER!

Jahrelang bin ich durch die Lande gerannt wie Forrest Gump. Egal wo ich war, hieß es morgens vor dem Frühstück: Joggen, joggen, joggen für die Bikinifigur. Hat man ja auch gedacht: Wer fit bleiben will, muss stundenlang im sogenannten »Wohlfühlbereich«, also mit niedrigem Puls, trainieren.

Mir kam das immer unlogisch vor. Ein Auto verbraucht schließlich auch mehr Benzin, wenn es schnell fährt. Und, tatsächlich – ich hatte recht. Neue Studien haben jetzt ergeben: Der neue Hit ist HIT – die Abkürzung für **High Intensity (Intervall) Training**. Bedeutet: Wir müssen kurz, aber dafür heftig trainieren, um schneller zum Erfolg zu kommen. Dadurch bauen wir mehr Muskeln auf, die wiederum auch mehr Fett verbrennen – sogar viele Stunden nach dem Workout.

Das Schöne ist: Diese Art des Workouts können wir überall machen, egal ob zu Hause oder im Fitnessstudio: Auf dem Laufband, dem Crosstrainer, mit dem Springseil, per Liegestütz oder mit dem Fahrrad. Hauptsache, der Puls geht durch die Hoch-Intensitäts-Intervalle richtig hoch.

UND SO GEHT'S

Zwei bis drei Workouts pro Woche (wer möchte, gerne auch mehr – ist aber kein Muss!) mit einer Dauer von 15 bis 30 Minuten. Jedes Workout besteht aus drei Phasen. In der ersten, hochintensiven Phase gehen Sie für etwa 30 bis 60 Sekunden bis an Ihre Belastungsgrenze. In einem sehr lockeren Tempo schließt sich für die ungefähr dreifache Dauer der Belastung eine Erholungsphase an. Dann erfolgt wieder eine intensive Phase. Sie benötigen mit dem hochintensiven Intervalltraining nur 15 bis 30 Minuten in je zwei bis drei wöchentlichen Trainingseinheiten, um den gewünschten Effekt zu erzielen.

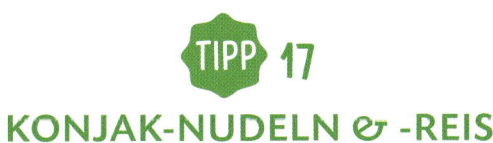

KONJAK-NUDELN & -REIS

Für diese Art der Nudeln muss man sich ein wenig bemühen, um das Positive daran bzw. darin zu sehen: Die quasi nicht vorhandenen Kalorien in Kombination mit einem dennoch genießbaren Pasta-Erlebnis. Wenn der Partner vorschlägt: »Ach, wollen wir heute Abend nicht eine schöne Pasta Bolognese machen?«, ist es irgendwie unsexy, aus Kaloriengründen abzulehnen. Andererseits sind – mir zumindest – Nudeln nicht sooo wichtig, dass es mir wert wäre, dafür eine derartige Kalorienbombe in mich reinzuschaufeln. Deshalb empfinde ich die Konjak-Nudeln als gesunde Alternative – vorausgesetzt, Sie kippen genug Soße drüber …

Gewonnen wird das asiatische Low-Carb-Wunder aus der pflanzlichen Faser Glucomannan der Konjak-Wurzel und aus Wasser. Während normaler Reis oder Nudeln pro 100 Gramm 350 kcal enthalten, sind es bei den Konjak-Nudeln – Achtung, ich hoffe, Sie sitzen – gerade mal acht bis zehn Kilokalorien. Bei den Kohlenhydraten ist es ebenso: Bei 100 Gramm herkömmlicher Nudeln sind es 76 Gramm, die Konjak-Variante hat hingegen genau 0! Fett sucht man auch vergebens. Da sie hingegen sehr reich an Ballaststoffen sind, bringen die Super-Nudeln auch noch unsere Verdauung auf Trab. Einziger Nachteil ist, dass sie etwas geschmacklos sind – aber dadurch nehmen sie wiederum den Geschmack der Soße besonders gut an.

REZEPT

Zubereitung: Eine Minute lang in Wasser kochen – das reicht, da die Konjak-Nudeln vorgegart sind. Parallel eine geschmacksintensive Nudelsoße zubereiten. Konjak-Reis ebenso kurz kochen und z. B. mit den weiteren Zutaten eine Reispfanne daraus mixen.

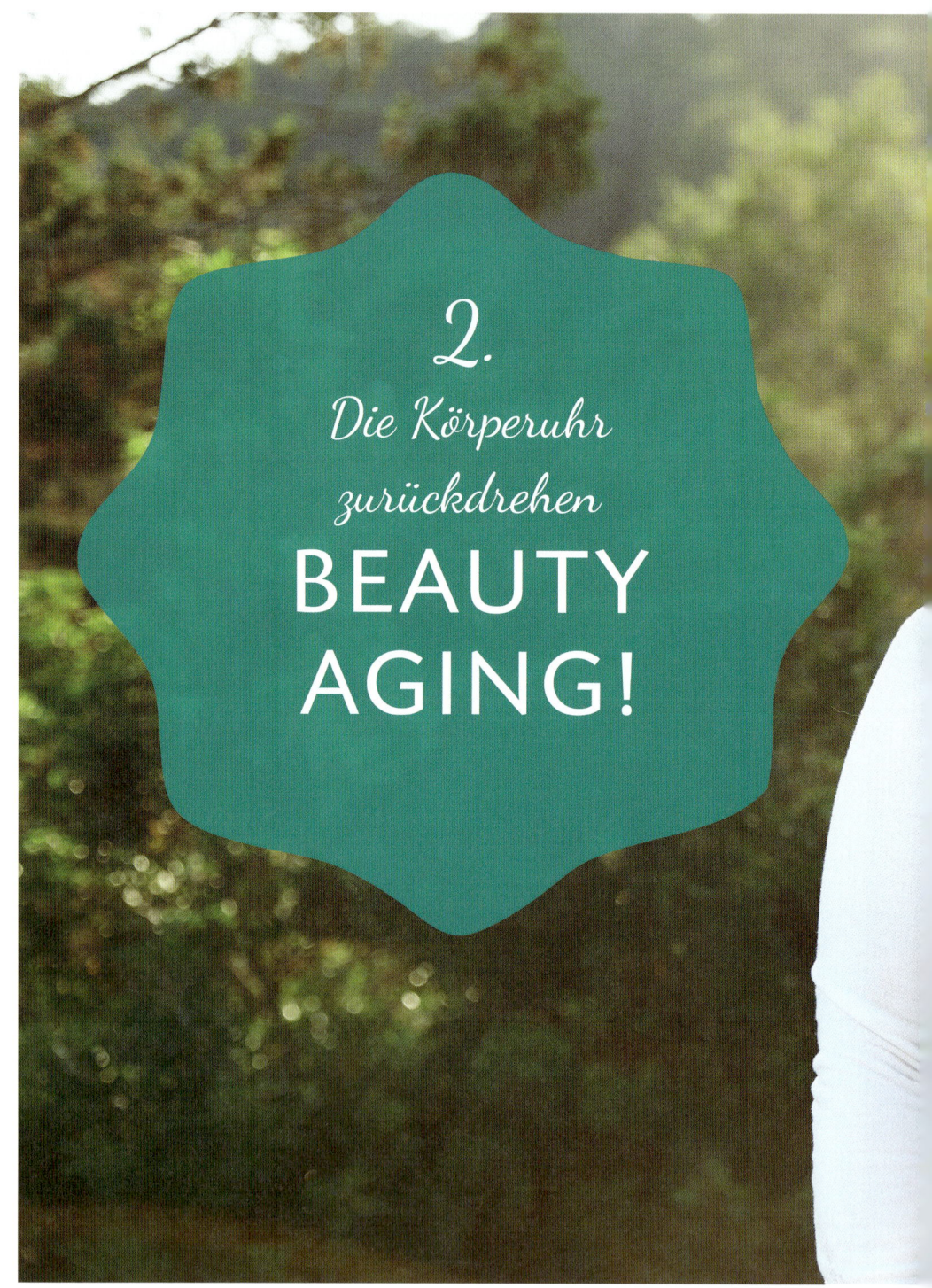

2.
Die Körperuhr
zurückdrehen
BEAUTY AGING!

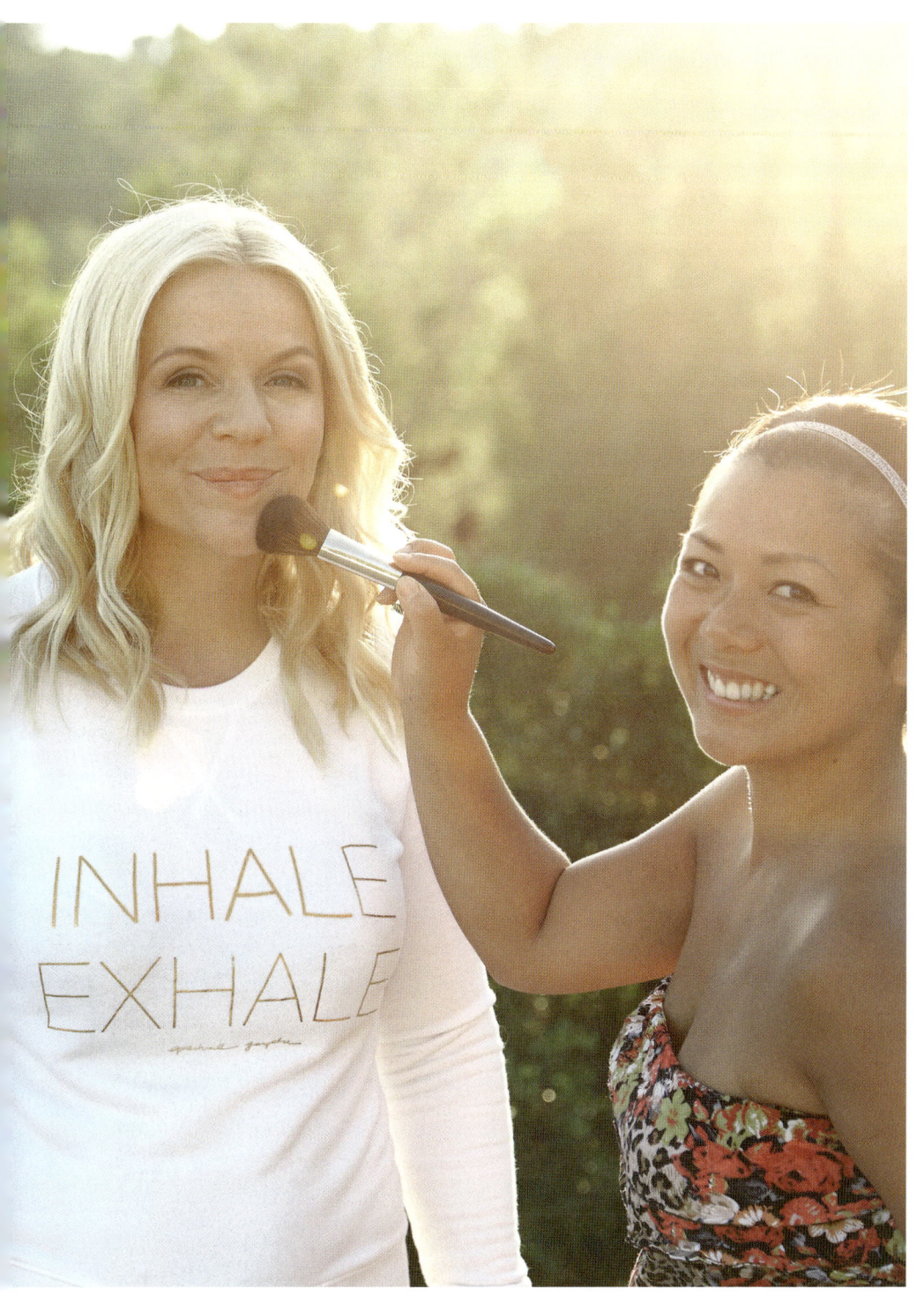

Neulich habe ich mit einer neuen Maskenbildnerin gearbeitet. Als ich nach dem Schminken aufstand, um mich anzuziehen, guckte sie mir nach und sagte, vermutlich weil sie nett sein wollte: »Also dafür, dass du Mutter bist, hast du ja echt noch 'ne gute Figur, finde ich.« Mein limbisches System (der Teil unseres Gehirns, der unter anderem für die Emotionen zuständig ist) war wegen des Kompliments bereits im Begriff, Glückshormone durch den Körper zu schießen, als mir plötzlich etwas auffiel. Hatte sie gesagt: »… dafür, dass du Mutter bist …«?!? Das »Kompliment« explodierte krachend in tausend Einzelteile, mein limbisches System pfiff seine Hormone zurück, und ich war wie vor den Kopf geschlagen.

Das ist genau so, wie einer Freundin von mir gesagt wurde: »Dafür, dass du schon fünfzig bist, siehst du echt noch gut aus.« Oder: »Dafür, dass du nicht kochen kannst, schmeckt das Essen eigentlich ganz gut.« Also ehrlich, solche Aussagen sind doch keine Komplimente!

Mit dem Älterwerden ist es wirklich keine einfache Sache. Nicht umsonst gibt es das Sprichwort: »Alt werden ist nix für Feiglinge!« Viele fühlen sich wie auf dem Abstellgleis. Vom anderen Geschlecht nicht mehr beachtet, während auf dem Hauptgleis die neuen, jungen Hochgeschwindigkeitszüge mit Orchester, Champagner und Blitzlichtgewitter begrüßt werden.

Mein ehemaliger Chefredakteur erzählte mir mal, er gehe in Hamburg zum Mittagessen immer in die Marsbar. »Das Essen ist top. Die Ladys an den Tischen drum herum sind nicht mehr ganz so knusprig, aber was soll's …« Ach so. Nicht mehr so knusprig. Er ist im Übrigen auch nicht mehr »knusprig«, da labbert die Gockelhaut auch etwas auf dem Fleisch.

Aber die Männer haben es da ja leider viel besser. Je älter sie werden und je mehr Falten sich bilden, desto attraktiver und sexier finden dies viele Frauen. Evolutionstechnisch betrachtet hat das auch wie immer einen guten Grund. Um die Versorgung des Nachwuchses sicherzustellen, ist ein älterer Mann, der mit seinem Einkommen die Ernährung der Familie sicherstellen kann, die bessere Bank. Und das Alter eines Mannes zeigt sich unter anderem eben in den Falten. Deshalb empfinden viele Frauen ältere Männer als attraktiv. Wie immer hat sich die Natur also etwas dabei gedacht.

Im Prinzip finde ich ganz klar auch die Vorstellung schön, »natürlich« älter zu werden. Statements dieser Art hört man ja häufig (insbesondere von jungen Frauen): »Ich will natürlich bleiben und würde *niemals* so Dinge wie Botox ausprobieren.« Ja, so lange der Busen steht wie 'ne Eins und die Pfirsichhaut strahlt … klar! Aber lass mal dreißig Jahre Schwerkraft dran ziehen.

Es gibt eigentlich nur zwei Gruppen von Menschen, die sagen können: »Ich mache nichts Künstliches!« Erstens die, die jung sind. Zweitens die, die gute Gene haben. Glück gehabt, bei denen hat der Gen-Koch auf dem Gourmet-Markt eingekauft: »Nur die besten Zutaten, bitte!« Bei uns anderen war's dann eher 'ne Portion Pommes aus der Gefriertruhe.

Älter werden ist okay, aber man muss meiner Meinung nach was tun. Man kann das gut mit einem Haus vergleichen. Wir beginnen unser Leben in einem kleinen Neubau, der Etage für Etage weiter ausgebaut wird, bis wir achtzehn sind. Und weil es ein Neubau ist, machen wir erst mal nichts mehr. Keine Renovierung, kein neuer Anstrich, ist doch alles neu. Aber wenn das Haus dann mal vierzig Jahre alt ist? Dann muss man ran – sonst sind ganz schnell alle Mitbewohner ausgezogen. Und dann steht man da. Alleine! Ohne Dach! Doppelverglasung! Strom!

Was hingegen gar keinen Sinn macht, ist das, was die Gesellschaft (oder war es doch bloß mal wieder die Werbung?) gegen das Altern erfunden hat: Anti-Aging. Immer noch in aller Munde. Etwas Bescheuerteres habe ich noch nie gehört. Anti-Aging – gegen das Altern!

Anti-Aging beschreibt etwas, was *nicht* zu schaffen ist. Zum Scheitern verurteilt, von vornherein. Das Wort, der Inhalt, das Ziel. Wir können das Altern nicht aufhalten. Wie soll das gehen? Das beste Beispiel dafür ist Carmen Geiß. Wenn man aussehen möchte wie 'n Schlauchboot – dann ab zum Arzt und rein mit Botox & Co. Aber ich gehe davon aus, dass Sie und die meisten von uns das nicht wollen. Die Frage, die sich dann aber sofort stellt, lautet: Was ist die Alternative? Kapitulieren und uns den Falten ergeben? Eine Psychotherapie gegen die Faltenphobie?

Nein! Meine Meinung – und da sind wir auch schon mittendrin im Thema – ist: Was wir wollen, ist eine Art »Anti-Anti-Aging«. Es muss eigentlich heißen: Beauty Aging. Klingt das nicht toll? Schön altern. Ist das nicht viel angenehmer, als total verkrampft gegen das Alter zu kämpfen? Was ja, wie gesagt, ohnehin nicht möglich ist. Wir wollen das Altern nicht verhindern, aber den Weg in die Seniorenresidenz schöner gestalten. Mit ein paar leuchtenden, lebendigen Blumen und keinen Kunststräußen am Wegesrand, dann läuft man dort auch viel lieber entlang.

Die Frage ist nämlich nicht, ob ich etwas tue oder nicht. Das machen wir ja schon, indem wir zum Beispiel Rouge auftragen, wenn wir uns blass fühlen. Stärken herausheben und Schwächen wegpolieren, das sollte die Aufgabenstellung sein. Wer zum Beispiel ein heller Typ ist wie ich und deshalb unsichtbare Augenbrauen hat, kann diese doch ruhig betonen, damit das Gesicht mehr Ausdruck bekommt. Wir gehen ja auch zum Friseur, rasieren uns, schneiden uns die Fingernägel, statt rumzulaufen wie der Yeti. Fakt ist: Wir fühlen uns besser, wenn wir ins Spiegelbild schauen und denken: Wow! Denn diese Reaktion stimuliert beispielsweise die Produktion der wichtigen Glücksstoffe Endorphin, Dopamin und Noradrenalin. Dadurch entsteht wiederum ein positiver Kreislauf: Wenn wir besser aussehen, fühlen wir uns auch besser, und das wiederum macht noch schöner. Und dann »knuspern« wir auch wieder.

ZU MEINEN *ganz persönlichen*
TIPPS UND TRICKS *bitte hier entlang*
auf zum **BEAUTY AGING!**

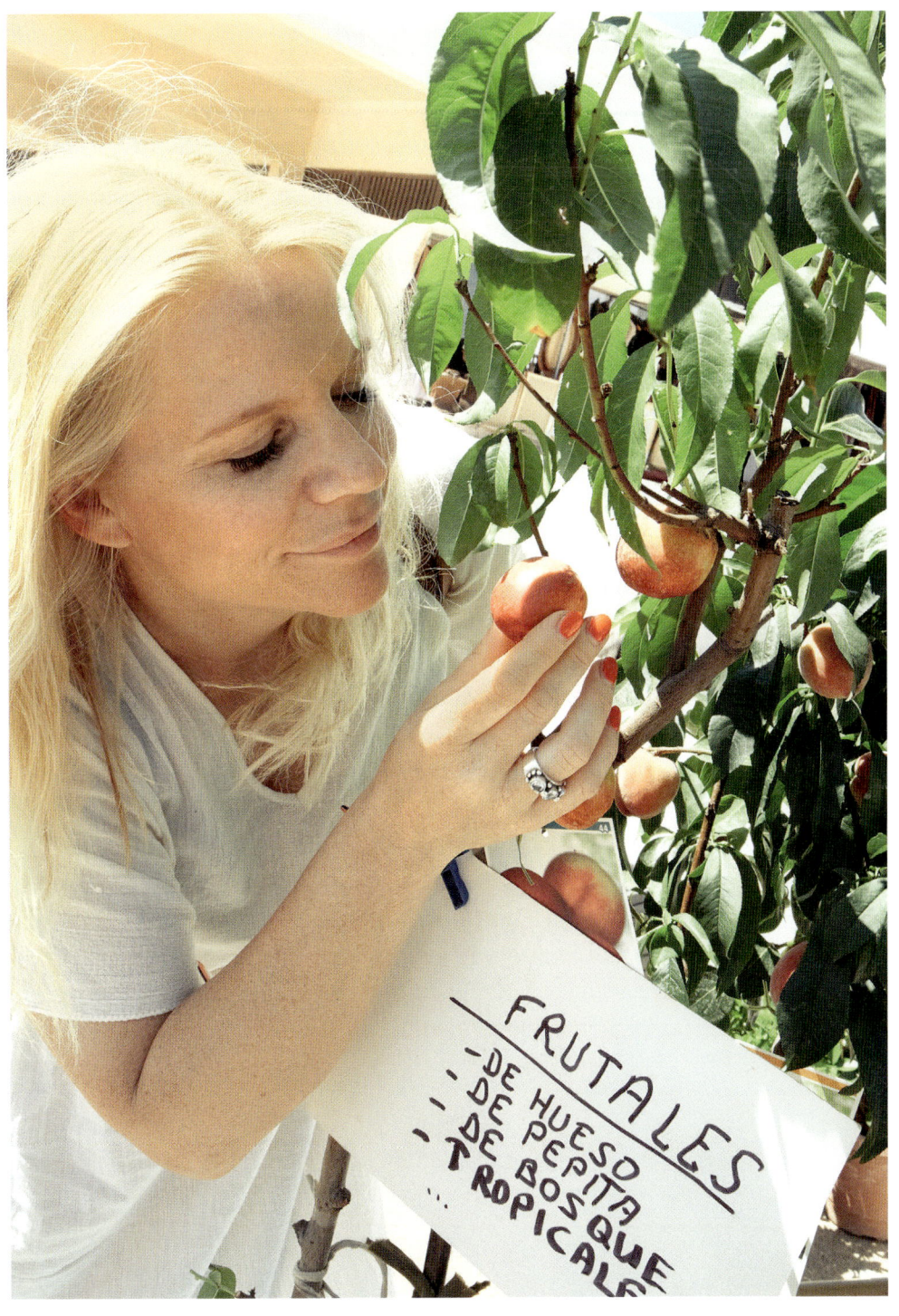

FRUTALES
- DE HUESO
- DE PEPITA
- DE BOSQUE
... TROPICALES

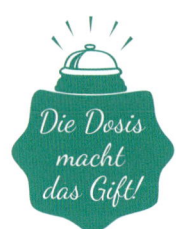

Die Dosis macht das Gift!

KAFFEE IST DIE BESTE MEDIZIN

Gute Nachrichten für alle Kaffee-Junkies: Kaffee rettet uns nicht nur den Morgen – er macht uns auch gesünder, schlauer, glücklicher und schöner!

Benefits:

➤➤ Insbesondere Frauen sind nach einem Latte macchiato, Cappuccino und Co. sechsmal so konzentriert und leistungsfähig wie vor dem Koffeingenuss.

➤➤ Die Italiener wissen es schon lange: Das darin enthaltene Koffein regt den Stoffwechsel an, wir verbrauchen die Kalorien der Nahrung schneller.

➤➤ Kaffee macht glücklich! Es fördert die körpereigene Produktion der Neurotransmitter Serotonin, Dopamin und Noradrenalin. Und die sind für unsere gute Laune zuständig. Studien beweisen.

➤➤ Zusätzlich macht Kaffee auch noch schön, weil er Antioxidantien gegen die Hautalterung enthält.

➤➤ Eigentlich als Wachmacher bekannt, kann Kaffee tatsächlich auch das Gegenteil: entspannen! Forscher hielten Ratten überdurchschnittlich lange wach und setzten einen Teil von ihnen später intensivem Kaffeearoma aus. Erstaunlicherweise löste allein der Duft bei den übermüdeten Tieren die Produktion und Ausschüttung stressverringernder Proteine aus.

➤➤ Kaffee fördert die Leistungsfähigkeit von Sportlern. Ein schneller Espresso vor dem Workout erhöht beispielsweise unsere Ausdauer. Vor allem vor längeren Läufen zahlt es sich für Jogger aus, vor dem Training noch mal am Kaffeeautomaten vorbeizuschauen.

➤➤ Eine neue Studie beweist: Kaffee ist gut für das Herz und schützt unterstützend vor Darm- und Prostatakrebs.

 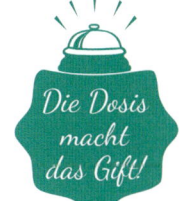

TIPP 19

HIGH FIVE FÜR EIN FEIERABENDBIER

Die Dosis macht das Gift!

Und schon wieder eine gute Nachricht – insbesondere für die Herren der Schöpfung. Bier, verschrien als billige Kalorienbombe, hat diesen schlechten Ruf völlig zu Unrecht! Immer mehr wissenschaftliche Erkenntnisse zeigen, dass moderater Bierkonsum tatsächlich sogar einige Vorteile für die Gesundheit bringt.

1. Bier stärkt die Knochen Wer nach dem dritten Bier ins Stolpern gerät, muss sich immerhin weniger Sorgen über Knochenbrüche machen als ein tollpatschiger Nicht-Trinker. Einer Studie zufolge stärkt Bierkonsum in Maßen nämlich die Knochen und verringert sogar das Risiko, an Osteoporose (Knochenschwund) zu erkranken.

2. Weniger Demenzerkrankungen durch das enthaltene Xanthohumol Alkohol ist nicht gerade als Gedächtnisstütze bekannt. Aber ein moderater (!) Alkoholkonsum verringert tatsächlich das Alzheimer-Risiko, weil das im Hopfen enthaltene Pflanzenpolyphenol namens Xanthohumol unsere Hirnzellen vor dem Verfall schützen kann.

3. Bier gegen Nierensteine Eine Studie der Harvard School of Public Health zeigte aber, dass speziell Bier das Risiko der schmerzhaften kleinen Ablagerungen deutlich reduziert – sogar noch mehr als gesunder Tee.

4. Blutzucker Der Konsum von ein bis zwei Gläsern Bier am Tag reduziert Ihr Risiko, an Diabetes Typ B zu erkranken.

5. Das Risiko für Herzkrankheiten sinkt Eine Studie bewies, dass moderater Konsum von Bier gut für den Cholesterinspiegel ist und das Risiko einer Herzerkrankung um etwa 31 Prozent senken kann.

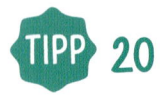

TIPP 20

TÄGLICH EINE ROSINE FÜR EINEN OPTIMALEN BLUTDRUCK

Die Geschichte klingt verrückt: Eine Rosine am Tag kann dabei unterstützen, den Blutdruck zu senken. Mein Vater rief mich eines Tages ganz aufgeregt an und erzählte, er hätte es ausprobiert, und sein Blutdruck sei nun niedriger. Ich gestehe, dass ich daran gezweifelt habe.

FAKT IST: BEI BLUTHOCHDRUCK WIRD HÄUFIG DIE EINNAHME VON KALIUM EMPFOHLEN, weil es die Ausscheidung von Natrium fördert und die Blutgefäße entspannt, sodass sich der Blutdruck normalisiert. Und Rosinen mit ihrem hohen Kaliumgehalt können dabei, so haben Forscher des Louisville Metabolic and Atherosclerosis Research Center festgestellt, tatsächlich helfen. Fakt ist auch: Erhöhter Blutdruck muss immer ärztlich behandelt werden.

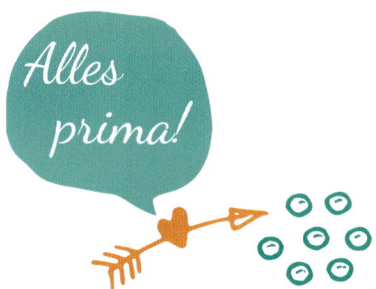

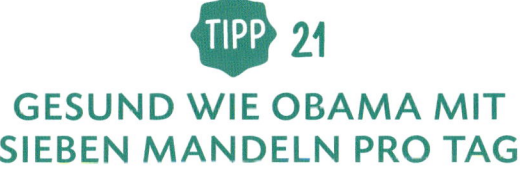

GESUND WIE OBAMA MIT SIEBEN MANDELN PRO TAG

Bekannt sind Mandeln vor allem als Backzutat, aber der basische Snack aus der Steinobstfamilie kann viel mehr: Er liefert reichlich ungesättigte Fettsäuren, Mineralstoffe wie *Magnesium, Kalzium* und Kupfer sowie große Mengen Vitamin E und verschiedene B-Vitamine. Da die Mineralstoffe im perfekten Verhältnis zueinander enthalten sind, können sie vom Körper optimal aufgenommen und verwertet werden.

Das hat Barack Obama schon vor langer Zeit erkannt: Der Ex-Präsident esse jeden Tag sieben Mandeln, drang aus dem Weißen Haus an die Öffentlichkeit.

UND TATSÄCHLICH: DER TÄGLICHE VERZEHR VON NUR 60 GRAMM MANDELN WIRKT WIE EINE VERJÜNGUNGSKUR und senkt das Risiko der bekannten Zivilisationserkrankungen wie Diabetes, Krebs und Herz-Kreislauf-Erkrankungen.

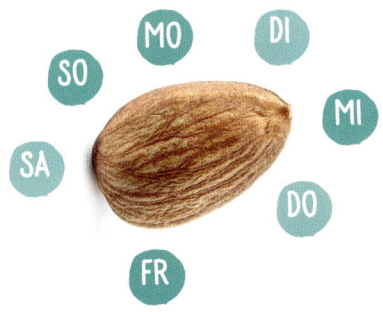

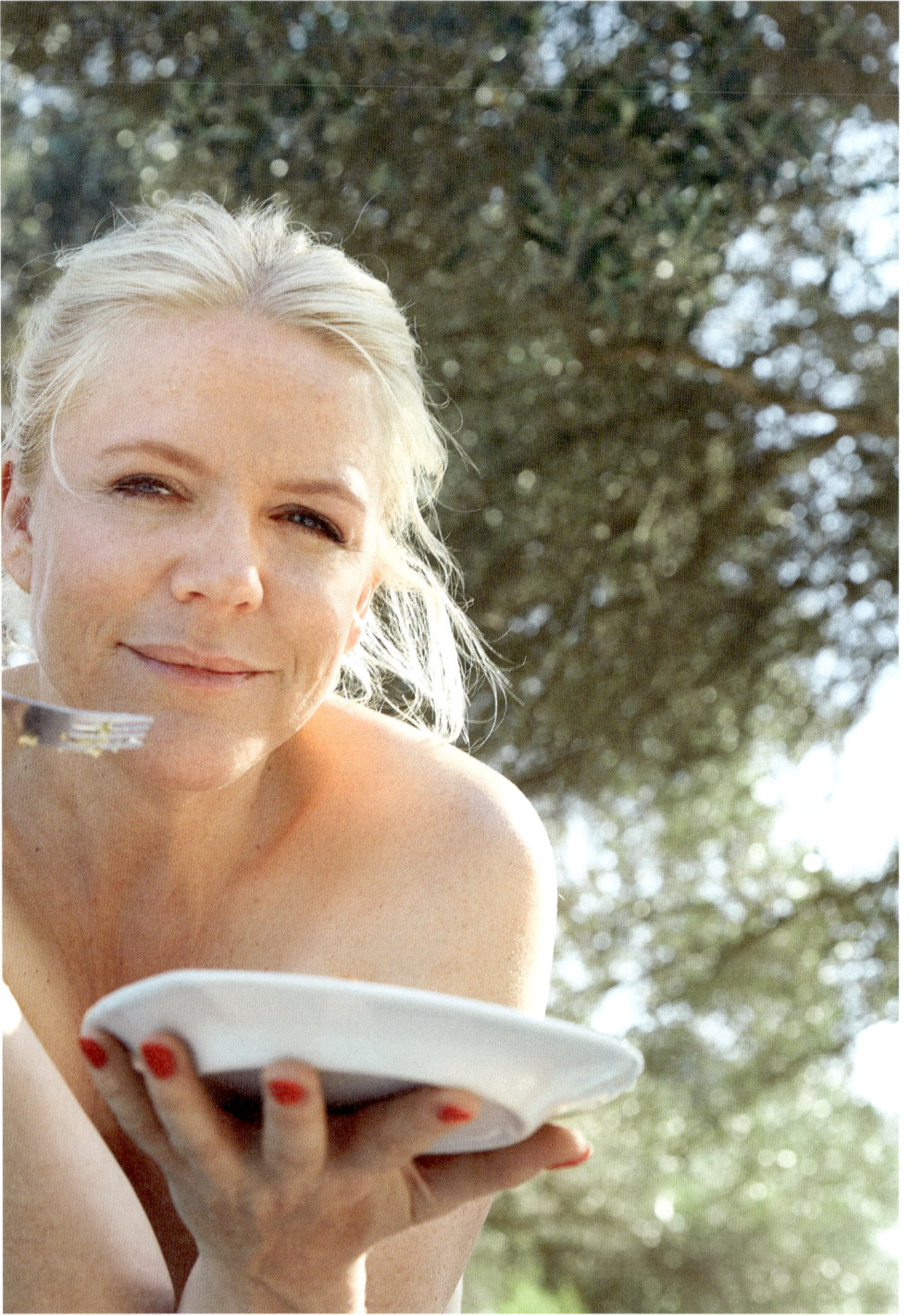

TIPP 22

ZÄHNE NATÜRLICH BLEACHEN – MIT DIESEN FÜNF LEBENSMITTELN

Kaffee, Tee und Zigaretten sind der größte Feind strahlend weißer Zähne. Was viele nicht wissen: Auch schwarzer, grüner und Roibusch-Tee sind kaum besser. Wer Verfärbungen vermeiden möchte: Früchte-, Ingwer- und Pfefferminztee trinken! Und wenn es schon zu spät ist, essen Sie diese Lebensmittel:

Sellerie: Die Zahnbürste unter den Gemüsesorten. Die Fasern des kalorienarmen Snacks und Zahnweißwunders schrubben die Bakterien beim Kauen von den Zähnen.

Äpfel: Die natürliche Fruchtsäure beseitigt Gelbverfärbungen. Zusätzlicher Effekt: Der Biss in einen festen Apfel reinigt die Zähne.

Erdbeeren: Die grünen Kernchen in den Erdbeeren bleichen während des Kauvorgangs.

Ananas: Die Südfrucht enthält Bromelain – ein plaquelösendes Enzym, das den unschönen Belag auf natürliche Weise beseitigt.

Karotten: Karotten kauen regt durch die natürliche mechanische Zahnreinigung und die Speichelproduktion den Bleachingprozess an. Zusätzlich enthalten sie viel zahnschmelzpflegendes Vitamin A.

WARNHINWEIS: BEI FRUCHTSÄFTEN IMMER EINE WARTEZEIT VON 30 MINUTEN ZUM ZÄHNEPUTZEN EINHALTEN, SONST KANN DURCH DIE SÄURE DER ZAHNSCHMELZ ABGETRAGEN WERDEN.

TIPP 23

MIT OLIVENÖL DIE KNOCHEN STÄRKEN

Erwiesen ist: In den Mittelmeerländern ist die altersbedingte Osteoporose, bei der die Knochendichte nachlässt, längst nicht so verbreitet wie bei uns. Der Grund: Die Menschen kochen täglich mit Olivenöl, und die darin enthaltenen Phenole schützen die Knochenmasse, sodass sich deren Alterungsprozess verlangsamt.

💡 **ZUSÄTZLICHES PLUS: OLIVENÖL IST REICH AN OLEOCANTHAL, DAS EINE TOXISCHE WIRKUNG AUF KREBSZELLEN HAT.** Außerdem senkt Olivenöl den Blutzucker und hält unsere Gefäße jung – das Risiko für Herz-Kreislauf-Erkrankungen, Diabetes Typ 2 und Alzheimer sinkt.

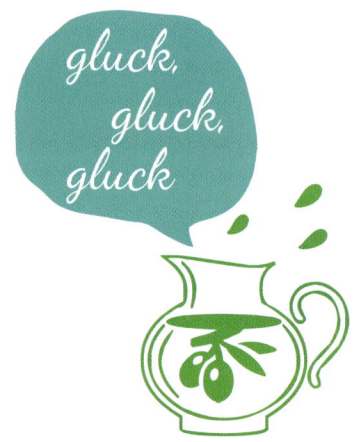

gluck, gluck, gluck

DETOX MIT DEM SCHWARZEN GOLD: AKTIVKOHLE-SMOOTHIE

Als ich an einem Drehtag in die Maske kam, stand meine Maskenbildnerin mit einer Flasche schwarzer Brühe vor mir und sagte erwartungsvoll: »Hier, Charlotte, probier mal – das ist der Wahnsinn.«

»Ein Aktivkohle-Smoothie! Das Beste, was du für deine Haut machen kannst.«

Gehört hatte ich es schon, Kohlenstoff als »Allheilmittel« ist ja quasi wortwörtlich in aller Munde. Aber was ist da dran? Eins vorweg: Wissenschaftlich belegt ist die Wirkung von Aktivkohle nicht.

Fakt ist aber: Die medizinische Aktivkohle wirkt auf rein physikalische Art im Körper. Sie bindet Schadstoffe und Toxine an sich, reinigt unsere Zellen und befreit uns so von Giftstoffen, die wir ganz einfach ausscheiden.

So hilft sie beispielsweise in Form sogenannter Detox-Zellkuren in Smoothie-Form bei Verdauungsproblemen, Vergiftungen und schlechter Haut. Wichtig: Viel trinken – nur dann kann sich die Wirkung der Kohle entfalten. Der Nachteil: Sie bindet auch Nährstoffe – deshalb sollten wir Aktivkohle nur für kurze Zeit verwenden. Auch die Neutralisierung von Medikamenten oder Verhütungsmitteln wie die Pille ist nicht ausgeschlossen. Ach so, und: Keine Panik, der Stuhl verfärbt sich unter der Einnahme der Kohle schwarz – das ist aber völlig harmlos.

💡 **TIPP: IN DEN SMOOTHIE BEERENFRÜCHTE MIXEN,** dann sieht der Drink nicht mehr ganz so Angst einflößend aus.

TIPP 25

FÜR EINEN STRAFFEREN BUSEN:
KEINEN BH TRAGEN

Ich weiß nicht mehr genau, wann es anfing, aber irgendwann hat mich das Tragen von BHs genervt. Es schnürt die schönen Rundungen ein, die Träger drücken auf die Schulter … Also kein BH mehr? In der Gesellschaft – warum auch immer – irgendwie nicht so angesagt, wenn es unter dem Oberteil wackelt und man auch noch die Brustwarzen durchsieht. Und dann soll der Büstenhalter dem Busen ja schließlich auch Halt geben und Dehnungsstreifen vermeiden helfen. Ohne bekommt man im Nu einen Hängebusen, so die verbreitete Meinung.

Der Sportmediziner Jean-Denis Rouillon an der Université de Franche-Comté hat fünfzehn Jahre lang die Auswirkungen von BHs auf das Brustgewebe von 320 Frauen im Alter zwischen 18 und 25 Jahren mit einer Körbchengröße zwischen A und C überprüft – mit dem Ergebnis: BHs schwächen das Brustgewebe und verstärken die Auswirkungen der Schwerkraft sogar noch. Frauen ohne BH hatten signifikant häufiger einen schöneren und strafferen Busen, mehr stützendes Gewebe und festere Brüste. Und: Auch die Brustwarzen veränderten sich bei Frauen ohne BH: Sie hoben sich jährlich um etwa sieben Millimeter. Viele Frauen berichteten zudem über festere Brüste und weniger Rückenprobleme. Bei einigen Probandinnen konnte eine Vergrößerung der Dehnungsstreifen verhindert werden.

Das heißt natürlich nicht, dass wir nun alle von einem Tag auf den anderen die BHs in die Tonne werfen sollten. Fangen Sie an, täglich erst wenige Stunden und später einen immer längeren Zeitraum ohne BH auszukommen. So kann sich das stützende Gewebe langsam aufbauen.

💡 **UND NOCH EIN ZUSATZTIPP: OHNE BH LIEBER AUF KLEIDUNG AUS ETWAS DICKEREM, FESTEREM UND BLICKDICHTEM STOFF ACHTEN,** der die Aufmerksamkeit nicht so stark auf die Brustwarzen lenkt.

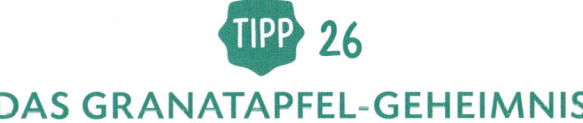

DAS GRANATAPFEL-GEHEIMNIS

Wer es einmal erlebt hat, tut es immer wieder: Einen Haufen knallroter Granatapfelkerne per Löffel auf die Zunge schaufeln und draufbeißen! Der erfrischende Saft schmeckt nach purer Lebenskraft.

Und er ist auch wirklich ein Jungbrunnen – insbesondere für unsere Muskeln. Die Untersuchung eines Schweizer Teams zeigte: Ein in Granatapfelsaft enthaltener natürlicher Wirkstoff namens Urolithin A bekämpft die Alterung der Muskelzellen, indem es das »Aufräumsystem« der Muskelzellen reaktiviert. Normalerweise sorgen zelleigene Aufräumprozesse dafür, dass fehlerhafte und nicht mehr funktionierende Zellbestandteile entsorgt werden. Mit zunehmendem Alter geschieht dies nicht mehr – die Hauptursache der altersbedingten Muskelschwäche namens Sarkopenie. Wie die Studie zeigte, kann Urolithin A dieses Nachlassen der zelleigenen Müllabfuhr bremsen und sogar wieder rückgängig machen

Für das Experiment mussten mal wieder Mäuse herhalten: Die Maus-Senioren bekamen einige Wochen lang Urolithin A verabreicht, Ergebnis: Ihre Muskelausdauer stieg um 42 Prozent und die Griffstärke um neun Prozent, ihre Ausdauer beim Rennen erhöhte sich im Mittel um 42 Prozent.

EXTRATIPP, damit wir nicht nach jedem Granatapfel die Küche renovieren müssen: **DAS OBERE UND UNTERE ENDE DES GRANATAPFELS ABSCHNEIDEN UND DEN APFEL IN EINER SCHÜSSEL MIT WASSER AUFBRECHEN.** So können wir ihn ohne lästige Spritzer unter Wasser entkernen. Die Kerne sinken dabei nach unten, die Trennhäute schwimmen an der Wasseroberfläche. Durch ein Sieb abgießen – fertig!

TIPP 27

SPORT-QUICKIES HALTEN UNS JUNG UND SCHLANK!

Eine Frage: Haben Sie 15 Minuten pro Tag übrig, um länger und gesünder zu leben? Ich finde, das klingt nach einem gut investierten und machbaren Zeitfenster. Denn an dem Sprichwort: »Von nichts kommt nichts!« ist schon was dran. Ich muss immer lachen, wenn ich von Methoden lese, bei denen wir angeblich mühelos und ohne gesünder zu essen oder uns zu bewegen fit und schlank werden. Denn wie gesagt: Immer wenn Dinge zu gut klingen, um wahr zu sein, dann ist was faul.

Wir könnten auch anfangen, Veränderungen andersherum zu sehen. Anstatt zu denken: O nein, jetzt muss ich wieder Sport machen!, macht es viel mehr Sinn, zu sehen, wie sich unser Körper darüber freut.

Aber wie gesagt: Alles muss natürlich im Alltag umsetzbar sein. Was wir schaffen können, sind Sport-Quickies – leicht und schnell umsetzbar, halten sie unsere Gefäße gesund. Auch hier zeigen Untersuchungen, dass Menschen, die täglich einen Sport-Quickie in ihren Alltag integrieren, ein deutlich geringeres Diabetes-, Herzinfarkt- und Schlaganfall-Risiko haben.

Und dafür müssen wir nicht ins Fitnessstudio. Ich beziehe das einfach in den Tagesablauf ein: Wenn ich aufräume, den Geschirrspüler ausleere, staubsauge oder die Betten neu beziehe, mache ich das beispielsweise mit gebeugten Knien, sodass ich die Anstrengung durch den höheren Puls richtig bemerke. Als ich noch fest angestellt in einem großen Verlag arbeitete, befand sich die Gesundheitsredaktion im dritten Stock. Alle sind zu den Fahrstühlen gegangen, nur die Medizinredakteure haben die Treppen genommen. Jeden Mittag bin ich diese fünfzehn Minuten rauf- und runtergelaufen. Oder wir laden uns eine App runter (z. B. Tabatha Pro) und machen jeweils 4,5 Minuten folgende drei Übungen:

1. Squats 2. Liegestütz 3. Sit-ups.

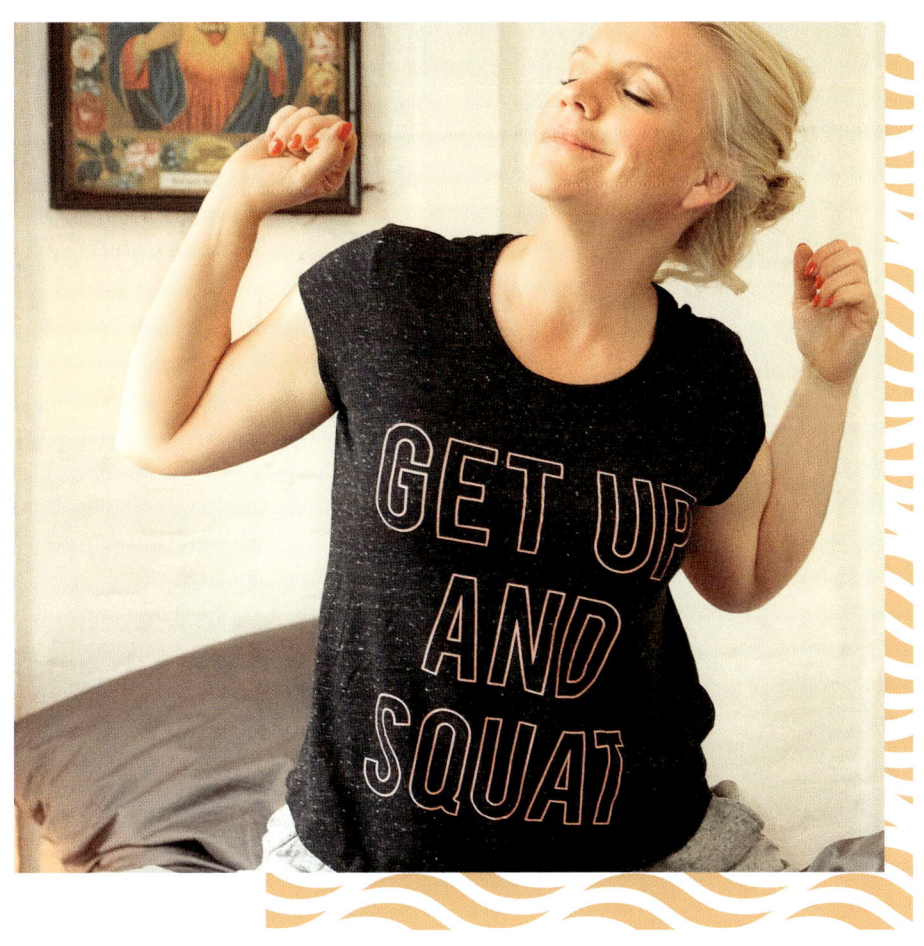

💡 **DEN PARTNER ZU EINER RUNDE »SEXERCISE« ZU VERFÜHREN, ZÄHLT ÜBRIGENS AUCH DAZU. EXTRATIPP:** Immer wieder höre ich den Einwand: »Aber wenn ich zwischendurch im Büro einen Sport-Quickie von 15 Minuten mache, dann schwitze ich doch und muss erst mal duschen – was sollen denn sonst die Kollegen denken.« Nein! Frischer Schweiß riecht nicht – erst wenn sich die Bakterien vermehrt haben, entsteht Geruch, und wir sollten unters Wasser hüpfen. Aber bis dahin sind wir schon längst zu Hause beim Feierabend-Bier!

DIE GLORREICHEN DREI FÜR EIN LANGES LEBEN

Ganz ehrlich, die guten Nachrichten nehmen kein Ende. Die drei besten Komponenten, um ganze sieben Jahre länger zu leben als der Durchschnitt der Bevölkerung – und dies auch noch bei guter Gesundheit –, sind kostenlos und sofort umsetzbar. Das hat eine Langzeitstudie des Max-Planck-Instituts für demografische Forschung ergeben. Sie untersuchten, welcher gemeinsame Nenner die gesündesten Probanden eint. Und es ist mal wieder ganz furchtbar einfach:

1. Kein Übergewicht (BMI unter 30)
2. Nicht rauchen
3. Mäßig Alkohol konsumieren

Im Umkehrschluss heißt das: Jedes der drei untersuchten »Laster«, also maßloses Essen ohne entsprechende Bewegung, Rauchen und ein zu hoher Konsum von Alkohol – verringert unsere Lebenserwartung und erhöht das Risiko für viele Erkrankungen unterschiedlicher Natur: Rauchen führt »nur« (!) zu einem früheren Tod, wohingegen Übergewichtige zusätzlich noch früh mit körperlichen Einschränkungen zu kämpfen haben. Also, Sie haben die Qual der Wahl zwischen Himmel und Hölle. Oder kommen Sie vielleicht doch lieber mit mir auf den Spielplatz, wo wir gemeinsam mit unseren Enkeln schaukeln?

TIPP 29

MIT SIRT-FOOD DIE BIOLOGISCHE UHR ZURÜCKDREHEN

Sirt-Food also. Klang schon wieder nach so einem Quatsch-Trend, fand ich, als ich zum ersten Mal davon las. Aber da ich alles auf den Prüfstand stelle, habe ich mich natürlich damit beschäftigt. Also: Sirt kommt von Sirtuine. Das sind Enzyme, die für die Reparatur unserer Zellen eine große Rolle spielen, wie ein Professor für Genetik an der Harvard University herausgefunden hat. Seine Erkenntnis: Beim Fasten beispielsweise aktivieren wir körpereigene Sirtuine, sodass der Organismus als Überlebensstrategie weniger Energie verbraucht und die Zellen erneuert.

Fasten ist allerdings nicht so mein Ding, deshalb habe ich recherchiert, und Folgendes gefunden: Die sekundären Pflanzenstoffe in Obst und Gemüse sind bei dieser Theorie das Wundermittel, weil sie als Eigenschutz milde Gifte bzw. Abwehrstoffe gegen Schädlinge enthalten. Der Stoff Allicin im Knoblauch wirkt antibakteriell, Sulforaphan im Brokkoli hemmt die Entstehung von Krebszellen, und das Curcumin im Kurkuma wirkt entzündungshemmend. Sirt-Food wirkt also, ebenso wie Fasten, indem es den Organismus leicht unter Stress setzt und dabei Sirtuin-Enzyme in unserem Körper aktiviert: Chronische Entzündungen und Muskelabbau gehen zurück, weil diese Enzyme Muskelstammzellen stimulieren. Kurz: Sirt-Food repariert Schäden an der DNA und macht unsere Zellen wieder fit.

Lovely Sirt-Food

Äpfel, Zwiebeln, Brokkoli, Cashewkerne, grüner Tee, Heidelbeeren, Knoblauch, Kurkuma, Olivenöl, Petersilie, Rucola, Tomaten und Walnüsse, dunkle Schokolade und Rotwein

🔅EXTRATIPP: BIOPRODUKTE WÄHLEN, DA DIESE PFLANZENEIGENE ABWEHRSTRATEGIEN BILDEN KONNTEN, statt chemische Spritz- und Düngemittel zu bekommen.

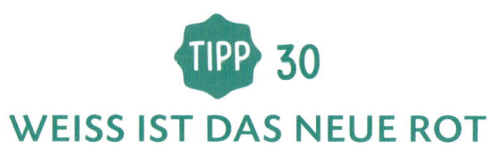

TIPP 30
WEISS IST DAS NEUE ROT

Siebzehn Jahre lang war ich Vegetarierin – aus ethischen Gründen. Dann aber, während meiner ersten Schwangerschaft, hatte ich auf einmal bei einer Barbecue-Einladung einen unstillbaren Appetit auf eine Nürnberger Bratwurst, die auf dem Grill lag. Wie Schwangere eben so sind. Seitdem esse ich ab und zu wieder Fleisch.

Unumstritten ist freilich, dass der übermäßige Konsum von rotem Fleisch wie Steaks, Schinken und Wurst Entzündungsreaktionen im Körper fördert, die das Risiko der bekannten Zivilisationserkrankungen wie z. B. Krebs und Fettleber, aber auch Gelenkprobleme steigern.

Tatsächlich entstehen beim regelmäßigen Verzehr von rotem Fleisch einige schädliche Stoffe wie Ammoniak, Nitrosamine, Phenole und Kresole, endogene Östrogene, sekundäre Gallensäuren und andere schädliche Substanzen, die die Entstehung von Krebs fördern können. Eine neue Studie der Universität von Kalifornien, La Jolla (San Diego), berichtet von Eindringlingen in rotes Fleisch, die sich in unseren Zellen einnisten und schlafende Krebszellen wecken. Ziel der Studie war es, herauszufinden, ob und wie Fleisch an der Entstehung von Krankheiten beteiligt ist – und sie fanden in Tumoren durchgehend einen Stoff namens »Neu5Gc«. In der Nahrung war Neu5Gc überwiegend in rotem Fleisch vorhanden. Gegen diese körperfremde Substanz, so vermuten die Forscher, bildet der Körper Antikörper, und so entstehen bei jeder Mahlzeit immer mehr kleinste vor sich hin köchelnde Entzündungen – die gemeinsame Ursache von chronischen Krankheiten wie Diabetes, Arteriosklerose, Alzheimer und nicht zuletzt Krebs.

💡 **ABER KEINE PANIK: DIE DOSIS MACHT MAL WIEDER DAS GIFT.** Daher sollten Sie rotes Fleisch wenn möglich nicht häufiger als zwei Mal pro Woche verzehren und ansonsten auf weißes Fleisch oder Fisch zurückgreifen.

GINSENG WAR GESTERN –
AB HEUTE TRINKEN WIR HEIDELBEER-SHOT

Ginseng war gestern – jetzt füttern wir unsere Gefäße mit Heidelbeeren, auch bekannt unter den Namen Schwarzbeeren, Mollbeeren, Waldbeeren, Bickbeeren oder Moosbeeren. Die blauen Kügelchen, die meine Kindheit geprägt haben, weil unsere komplette Familie im Herbst gefühlt jeden Sonntag mit einem Körbchen über dem Arm losgezogen ist, um sie in den schwedischen Wäldern zu sammeln, ist ein Wundercocktail für unseren Körper: Unter der Schale (Achtung, bei Wildblaubeeren macht sie eine blaue Zunge!) verbirgt sich ein Gesundbrunnen aus Flavonoiden, Gerbstoffen und Vitaminen. Die Verfärbung kommt übrigens durch die enthaltenen Anthocyane, die die freien Radikale unschädlich machen und dadurch der Hautalterung vorbeugen.

Die Forscher waren auch in Sachen Heidelbeeren wieder fleißig: Mit konzentriertem Heidelbeersaft halten wir nämlich unser Denkorgan jung. Das hat ein Team der britischen University of Exeter herausgefunden. Sie verabreichten gesunden Senioren zwischen fünfundsechzig und siebenundsiebzig Jahren jeden Tag ein Schnapsglas, gefüllt mit dem Heidelbeerkonzentrat. Bereits nach vier Wochen zeigten die Teilnehmer ein besseres Gedächtnis und einen gesteigerten Blutfluss in den Hirngefäßen.

Besonders vorsichtig bin ich immer mit dem Versprechen, dass etwas beim Abnehmen hilft. In einer Studie der University of Michigan hatten aber tatsächlich Laborratten, deren Futter Blaubeeren enthielt, nicht nur weniger Bauchfett als die Vergleichsgruppe, sondern auch bessere Cholesterin-, Glucose- und Insulinwerte. Auch wenn wir durch Blaubeeren also nicht gleich in die Bikinifigur gezaubert werden, schaden tut es nicht.

💡 WICHTIG: DEN BESTEN EFFEKT HABEN WIR, WENN WIR DIE HEIDELBEEREN FRISCH ESSEN ODER PRESSEN. Insbesondere das Vitamin C geht durch Hitze verloren. Und das wäre sehr schade, denn Vitamin C ist ein wahrer Beauty-Booster.

TIPP 32

TRANSFETTE MEIDEN WIE DEN TEUFEL

Dieses Kapitel fällt etwas länger aus, weil es kaum ein Thema gibt, das mich so beschäftigt wie die versteckte Gefahr der unsichtbaren Transfette.

Nach meiner Rettungsdienst-Ausbildung habe ich ein Jahr lang in der Medizinredaktion eines der größten deutschen Verlage gearbeitet, wo wir für sämtliche Zeitschriften die Gesundheitsthemen zu Papier brachten. Einer meiner Aufträge lautete, einen Artikel über Transfette zu schreiben. Transfette … noch nie gehört bis zu diesem Tag. Leider! Und wann immer ich jemandem davon erzähle, schaut man mich mit großen Augen unwissend an.

Fakt ist: Wir wissen viel zu wenig über Fette – und insbesondere über Transfette. Unter allen Fetten sind diese nämlich besonders ungesund. Und das ist noch untertrieben. Ich fing an zu recherchieren und konnte nicht fassen, was für ein Teufelszeug diese Fette für unsere Zellen sind. Am Ende lautete die Überschrift meines Berichts: Transfett – der Terrorist in deinem Körper. Bestes Beispiel: Der Donut.

Also, kurz zusammengefasst die Fakten, damit Sie in Zukunft Bescheid wissen: Fette gehören generell zu einer ausgewogenen Ernährung. Sie unterscheiden sich allerdings in ihrem Aufbau und damit in ihrer Wirkung auf den Körper. Ungesättigte Fettsäuren sind im Allgemeinen gesünder als gesättigte. Eine Ausnahme bilden dabei die besagten Transfette. Denn obwohl sie ungesättigt sind, schaden sie unserer Gesundheit, vor allem, wenn sie beim Backen und Härten industriell hergestellt sind.

💡 **TRANSFETTSÄUREN ENTWICKELN SICH, WENN ÖL ÜBER LÄNGERE ZEIT STARK ERHITZT WIRD, Z. B. BEIM FRITTIEREN ODER BRATEN,** und die beliebte Knusprigkeit entsteht. Backwaren wie Croissants, Blätterteig, Fertiggerichte, Pommes frites, Mikrowellenpopcorn, Süßwaren und Snacks haben einen hohen Anteil an Transfetten. Brotaufstriche wie Margarine und Nuss-Nugat-Cremes mit hohem Fettanteil enthalten ebenfalls überdurchschnittlich viele Transfette. Grund ist die bessere Haltbarkeit und die kostengünstige Beschaffung. Außerdem sind Transfette praktisch in der Verarbeitung. In hohen Mengen entstehen Transfette auch im Frittierfett, vor allem, wenn es aus Sparsamkeit zu selten gewechselt wird.

☀️ **WAS TRANSFETTE SO GEFÄHRLICH MACHT: EIN HOHER KONSUM AN TRANSFETTSÄUREN ZERSTÖRT DIE MEMBRAN DER KÖRPERZELLEN UND MACHT SIE PORÖS.** In der Folge können unsere Zellen weder Nährstoffe aufnehmen, noch können Giftstoffe abtransportiert werden – die Zellmembranen verstopfen förmlich. Wir sehen den Schaden nicht unmittelbar, erst auf längere Sicht sinkt die körperliche Leistungsfähigkeit und die Lebenserwartung durch das Entstehen der bekannten Zivilisationserkrankungen: Transfette lassen die Triglyzeride im Blut ansteigen, die unter anderem eine Rolle bei der Entwicklung von Stoffwechselkrankheiten wie Diabetes spielen. Außerdem beeinträchtigen Transfette den Stoffwechsel, indem sie das sogenannte »böse« LDL-Cholesterol im Blut ansteigen und gleichzeitig den Pegel des »guten« HDL-Cholesterols senken. Das LDL-Cholesterol lagert sich in den Blutgefäßen ab und führt zu Arterienverkalkung. HDL hingegen hat eine Schutzfunktion für die Gefäße.

Alles in allem sind Transfette eine Katastrophe für den Körper.

☀️ **MEINE EMPFEHLUNG: MEIDEN SIE NEBEN FAHRSTÜHLEN UND ROLLTREPPEN DIE TRANSFETTE WIE DEN TEUFEL!** Wenn auf der Zutatenliste von gehärteten Fetten die Rede ist, verbergen sich dahinter fast immer Transfette.

TIPP 33

EINE WEISSE WOCHE FÜR UNSERE LEBER

In meiner Heimat Schweden gibt es den sogenannten »weißen Monat«, den jeder ordentliche Schwede mindestens einmal im Jahr durchläuft. Bedeutet: Einen Monat lang keinen Alkohol. Besonders geeignet ist der langweilige Januar, in dem eh nix passiert und es darüber hinaus besonders sinnvoll ist, unsere arme geschundene Leber von Weihnachtsgans und Glühwein-Marathon zu entgiften.

Was das bringen soll, einfach mal ein paar Tage komplett auf Alkohol zu verzichten? Experten sind sich einig: Nachweisbare Schäden an der Leber wie beispielsweise alkoholbedingte Entzündungen oder Fettleber gehen zurück, unser Immunsystem erholt sich und arbeitet wieder auf Hochtouren, Heißhunger-Attacken schwinden, wir nehmen ab. Das muss man sich mal vorstellen: Das Risiko für zweihundert unterschiedliche Krankheiten steigt bei täglichem Alkoholkonsum erheblich an. Doch bereits nach einem einzigen weißen Monat geht es unserer Leber bereits viel besser.

EXTRATIPP: ZWEI TAGE PRO WOCHE ZUM GLÜCKLICHE-LEBER-TAG ERNENNEN: Statt Alkohol ein leckeres Soft-Getränk (z. B. Zitronenwasser oder eine neue Teesorte) ausprobieren und in rauen Mengen trinken. Sollte es schwerfallen: Früh ins Bett, dann haben Sie zwei Fliegen mit einer Klappe geschlagen.

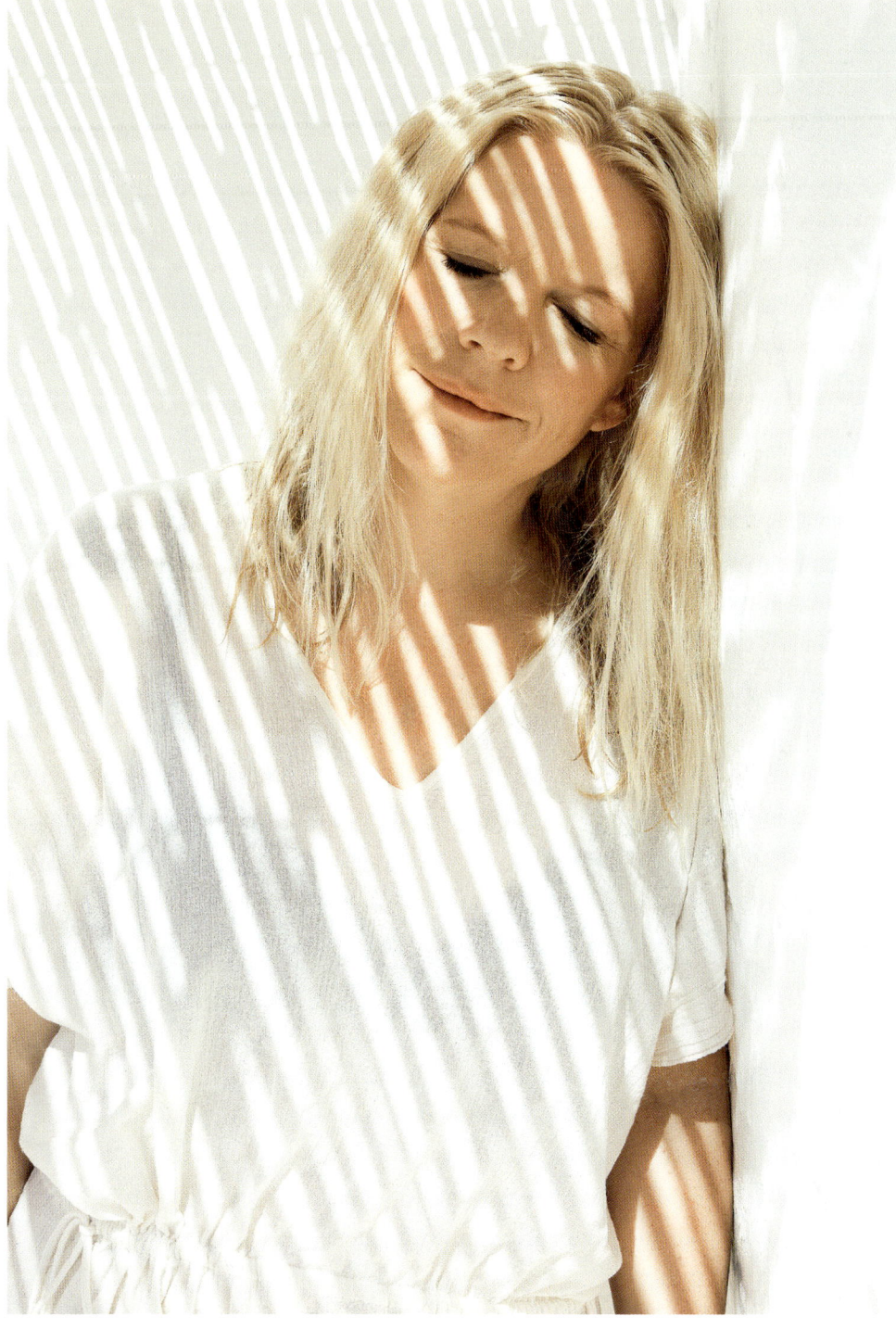

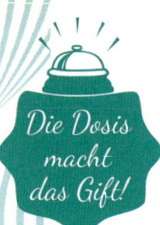

TIPP 34

GURKENWASSER AUS DEM GLAS

Auch wieder so ein Gesundheitstipp, bei dem sich jedem seriösen Medizinjournalisten vermutlich erst mal die Haare sträuben: Zitrone war gestern – ab heute wird Gurkenwasser getrunken! Fakt ist: Die essighaltige Flüssigkeit, in der Gurken eingelegt sind, ist eine absolute Allzweckwaffe und ein Jungbrunnen für unsere Gesundheit. Der Sud ist von Hersteller zu Hersteller unterschiedlich. In der Regel besteht dieser Kräuter-Essig-Sud aus Dill, Senfkörnern, Zwiebeln und Salz – und enthält viel Vitamin C aus den eingelegten Gurken.

➽ Erhält die Knochendichte: Gurkenwasser ist reich an Vitamin K – wichtig für unsere Knochendichte, die mit dem Alter abnimmt.

➽ Senkt das Risiko für chronische Erkrankungen: Augenkrankheiten, Diabetes, Alzheimer – die in Gurken massenweise enthaltenen Antioxidantien schützen die Körperzellen vor Stress und halten den Altersprozess auf, sodass das Risiko für chronische Krankheiten sinkt.

➽ Schützt vor Dehydrierung: Das in der Flüssigkeit enthaltene Wasser schützt vor Dehydrierung.

➽ Feuchtigkeit für die Haut: Feuchtigkeit von innen für die Haut und das im Gurkenwasser enthaltene Silizium und Vitamin B_5 nähren unser größtes Organ, die Haut. Ein tolles Gesichtswasser für Pfirsich ... ääh Gurkenhaut!

➤➤ Enthält Vitamine & Mineralstoffe: Wir nehmen zu wenig Vitamine und Mineralstoffe zu uns. Ein Defizit mit Folgen: Müdigkeit, Muskelschwäche, ein schlappes Immunsystem. Gurken sind besonders reich an Vitamin A, Vitamin C und Mangan.

➤➤ Gurkenwasser macht stark: Gurkenwasser verpasst der Muskulatur wichtige Nährstoffe wie Silizium.

➤➤ Detox »de Gurke«! Gurkenwasser unterstützt dank Wasser und hohem Ballaststoff-Anteil bei der »Entgiftung« des Körpers – auch Detox genannt.

➤➤ Schlankmacher: Gurkenwasser sättigt! Wir essen weniger, wenn wir viel davon trinken. Zudem ist es eine kalorienarme Alternative zu zuckrigen Getränken.

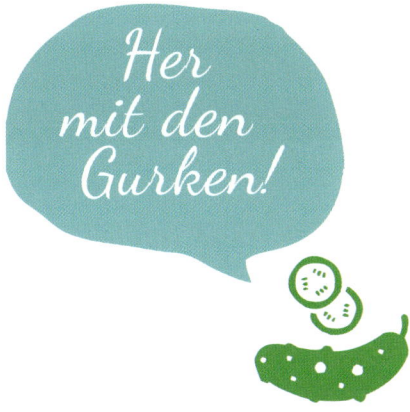

Her mit den Gurken!

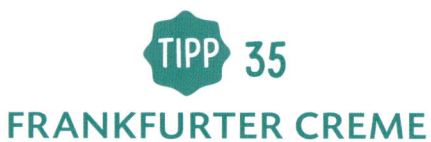

TIPP 35

FRANKFURTER CREME

Grüne Soße! Allein der Name schreit doch schon vor lauter Gesundheit. Ins Haus gebracht hat sie bei uns mein Mann Reinhard, der sie als Food-Fotograf bei einem Shooting vor die Linse bekam. Und sie war sogar essbar, was bei Gerichten, die für ein Foto präpariert wurden, nicht immer der Fall ist. Kürzlich stand ein Stück Käse in unserer Küche, das wahnsinnig lecker aussah – leider war es ein sogenannter »Dummy« aus Kunststoff …

Doch zurück zur grünen Soße oder »Grie Soß«, wie sie im hessischen Volksmund auch heißt. Sie stammt ursprünglich nämlich aus Frankfurt. Angeblich war sie sogar eine der Lieblingsspeisen von Johann Wolfgang von Goethe, der seine Mutter ständig bat, sie zuzubereiten und – Achtung! – mit der Postkutsche nach Weimar liefern zu lassen.

Kann sein, kann auch nicht sein. Wie auch immer, Basis der Soße sind stets die folgenden sieben Kräuter: Petersilie, Schnittlauch, Kerbel, Kresse, Pimpernell, Sauerampfer und Borretsch – allesamt jedes für sich schon sehr vitaminreich und gesund. Kerbel kurbelt den Stoffwechsel an und stärkt unser Immunsystem. Sauerampfer ist reich an Vitamin C und Petersilie an Eisen. Borretsch enthält unter anderem Bornesit, Allantion, Schleimstoffe, Kaliumsalze, Gerbstoffe, Kieselsäure und Pyrrolizidinalkaloide und wirkt beruhigend auf den Herzrhythmus. Im Mix jedoch entwickeln sie sich zum echten Kraftpaket für unseren Körper.

Die grüne Soße ist zudem total vielseitig. Kräuter waschen, ganz, ganz klein hacken, mit 500 Gramm normal fettem Joghurt verrühren. Salzen und pfeffern nach Belieben – fertig! Verwenden Sie das Kräuterwunder beispielsweise als Dip für Gemüsesticks, zum Spargel oder als Drink in Form eines Smoothies für die alkoholfreien Tage.

💡 **EXTRATIPP: DIE KRÄUTER PER HAND ZERHACKEN, DANN BLEIBT DAS AROMA BESSER ERHALTEN.**

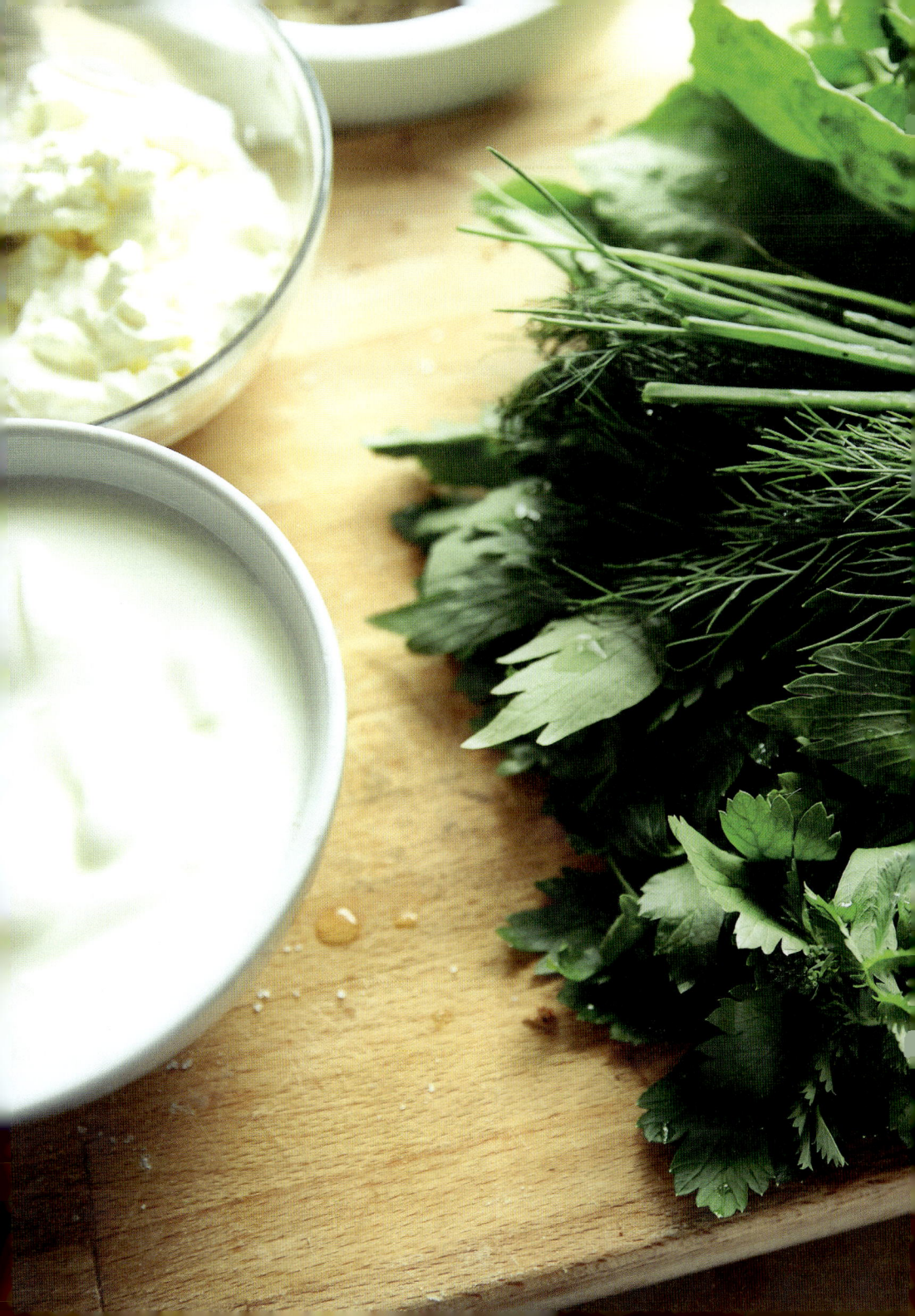

ALOE VERA – EIN GESCHENK FÜR DIE HAUT

Ich liebe Aloe vera. Allein die Tatsache, dass wir eine Pflanze aufschneiden und ihr Gel statt gekaufter Cremes auf die Haut streichen können, ist irgendwie mehr als sexy! Natur pur, die nicht nur einen tollen Teint zaubert, sondern auch noch gegen die meisten Hautwehwechen hilft.

Als meine Tochter kürzlich im Urlaub einen entzündeten Mückenstich hatte, um den sich schon ein größeres Areal rötlich verfärbt hatte, war – natürlich – Feiertag und alle Arztpraxen zu. Ich habe abends ein Aloe-vera-Blatt aus dem Garten aufgeschnitten und die Flüssigkeit draufgestrichen. Am nächsten Morgen war alles verschwunden.

Tatsächlich beruht die Wirkung der Aloe vera nachweislich auf einem Mix aus 160 verschiedenen Stoffen, die in einem einzigartigen Biogeflecht im Inneren der Wüstenpflanze das Zellgewicht aufrechterhalten, dadurch ihr Überleben selbst in langen Trockenphasen sichern und Wunden der Pflanze heilen. Das brachte die Menschen irgendwann auf die Idee, dass das Gel aus der Pflanze auch gut für die Haut sein müsste. Und sie hatten recht. Die wesentlichen Bestandteile, auf denen die heilende Wirkung beruht, sind Polysaccharide, Vitamine, Enzyme, Mineralstoffe, Aminosäuren und sekundäre Pflanzenstoffe wie die Anthrachinone, die ein wesentlicher Bestandteil pflanzlicher Abwehrstrategien sind.

Also, wenn Sie nicht gerade im Mittelmeerraum wohnen und ohnehin eine Pflanze im Garten haben: Kaufen Sie sich eine Aloe vera und verwenden Sie das Gel als Tagescreme, als Gesichtsmaske und bei Ausschlägen und Verletzungen jeglicher Art.

SO GEHT'S

Schneiden Sie ein Blatt Ihrer Pflanze ab. Die Schere oder das Messer setzen Sie dabei so nah wie möglich am Blattansatz an. Der Länge nach aufschneiden und in zwei Hälften teilen. Das gelartige Innenleben ist genau der Teil der Pflanze, den Sie brauchen: Schaben Sie es mit einem Löffel in einen kleinen Behälter mit Deckel und verwenden Sie es nach Bedarf.

Damit es sich möglichst lange hält (sind ja zum Glück keine Konservierungsstoffe drin), empfiehlt es sich, nicht direkt mit den Fingern in den Behälter zu fassen, sondern das Gel mit einem sauberen Spatel oder Löffelstiel herauszunehmen.

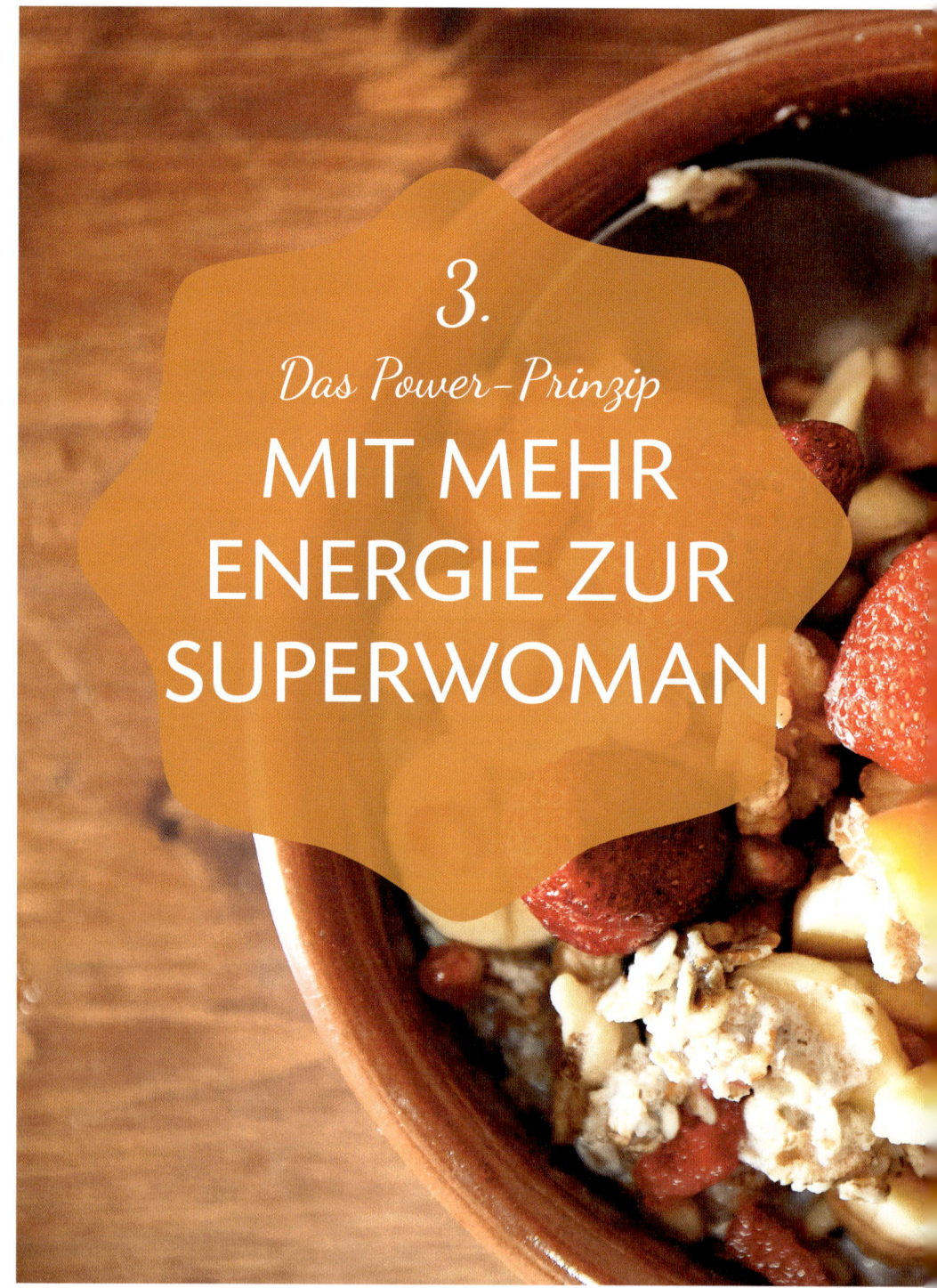

3.

Das Power-Prinzip

MIT MEHR ENERGIE ZUR SUPERWOMAN

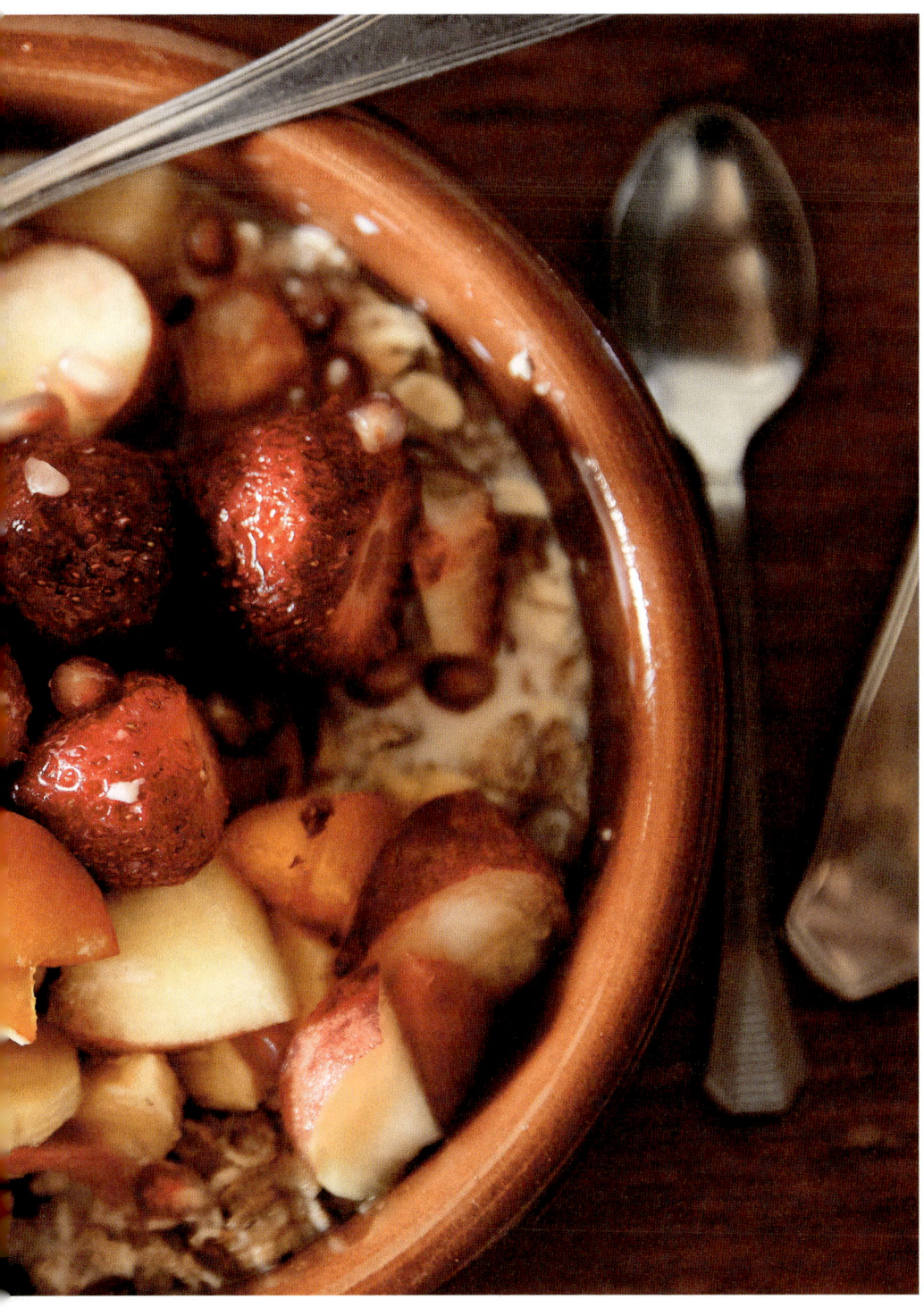

Neulich habe ich von einem Freund per Whatsapp mal wieder einen schönen Spruch zugeschickt bekommen. Da stand: »Selbstständige sind bereit, 80 Stunden pro Woche zu arbeiten, nur um eine 40-Stunden-Woche zu vermeiden.« Hinkt ein bisschen, aber im Grunde trifft das den Nagel auf den Kopf. Die Selbstständigen unter Ihnen werden sich wiedererkennen. Nebenbei: Sollten Sie zu denjenigen gehören, die sich fragen, ob sie den richtigen Job haben, empfehle ich, sich eine Liste zu machen, auf der steht, was der Job auf *jeden* Fall und auf der anderen Seite auf *keinen* Fall mit sich bringen sollte. Bei mir steht zum Beispiel auf dieser Liste.

➼ **Auf keinen Fall:** ein Chef, dem ich ausgeliefert bin, weil er meinen Tag von früh bis spät bestimmt

➼ **Auf jeden Fall:** flexible Arbeitszeiten- und -orte, die mir eine ausgewogene Work-Life-Balance und Zeit für meine tollen Kinder ermöglicht

➼ **Produktivität. Heißt:** Es entsteht etwas aufgrund der Tätigkeit, und diese Ergebnisse kann ich sehen.

Ich sehe schon einige von Ihnen zu den Kündigungsvorlagen greifen.

Bei mir sind Gott sei Dank mittlerweile alle drei Punkte erfüllt. Dafür arbeite ich allerdings auch rund um die Uhr bzw. wann immer die Kinder schlafen oder in der Schule sind. Und zwar gerne. Wo ich schon überall Texte geschrieben habe: auf Flughäfen, in Hotels, in der Maske, im Wartezimmer des Hausarztes, in ibizenkischen Strandbuden, auf Campingplätzen, im VW-Bus, beim Kinder-Schwimmkurs … Deshalb kenne ich auch sämtliche Steckdosen dieser Welt. Mit meinen liegen gebliebenen Akku-Kabeln könnte man einen eigenen Apple Store aufziehen.

Was für eine tolle Idee ist das überhaupt: Der Akku ist leer, man steckt ein Kabel in die Steckdose und der Akku ist wieder voll. Wie schön wäre es, wenn es so ein Kabel für uns Menschen gäbe! Wenn man total ausgelaugt um acht Uhr morgens die Kinder endlich in der Schule hat und sich fühlt, als wäre man schon einen Marathon gelaufen. Rückwärts ohne Schuhe, mit Gegenwind, durch die Alpen. In diesen Momenten: Einfach ein Kabel in die Steckdose stecken, zehn Minuten auffüllen und bereit sein für den nächsten Marathon.

Ich weiß ja nicht, wie es Ihnen geht, aber ich fühle mich morgens häufig wie ein Kameltreiber. Folgende Szene spielt sich nämlich seit drei Jahren jeden Tag bei uns ab:

Es ist 6 Uhr am Morgen, und ich bin bereits eine Runde mit dem Hund gegangen.

Ich (gut gelaunt): »Guten Morgen, Kinderchen! Aufstehen!«

Meine Tochter (unter der Bettdecke): »Nein, mir ist kalt …«

Ich: »Dann zieh dich doch an, dann wird dir warm.«

Sie: »Ich weiß nicht, was ich anziehen soll.«

Ich: »Ich hab dir da alles hingelegt.«

Sie (guckt raus): »Nee, die Hose will ich nicht, die ist doof.«

Ich (ratlos): »Die haben wir doch letzte Woche erst gekauft …«

Sie: »Die ist trotzdem doof.«

Ich: »Aha. Dann musst du dir eben selbst was raussuchen.«

Sie: Heult.

Ich: »Komm, ich kämm dir erst mal die Haare.«

Sie: »AUUUAAA!!! DAS ZIEPT!!!! MAMA, DU KANNST DAS EINFACH NICHT!« Rennt weg und heult noch lauter.

20 Minuten später. Endlich am Frühstückstisch.

Ich: »Müsli?«

Sie: »Nein, das Müsli mag ich nicht.«

Ich: »Wieso das denn plötzlich nicht?«

Sie (rümpft die Nase): »Da sind so komische getrocknete Obststücke drin. Die mag ich nicht!«

Ich: »Gut, heute also kein Frühstück? Oder wenigstens ein Stück Apfel?«

Sie (rümpft die Nase noch stärker): »Nee, der hat da so eine braune Stelle.«

Ich (resigniert): »Dann zieh dich jetzt an! Und vergiss nicht, die Zähne zu putzen. JETZT!«

Fünf Minuten später.
Meine Tochter sitzt zwei Meter bis zum Bad weitergekommen vor einer Obstschale, eine Fliege auf dem Apfel beobachtend.
Ich: »Ich hab doch gesagt, dass du Zähne putzen sollst!!!«

Sieben Minuten später.
Sie steht im Bad, macht die Zahnbürste nass und schaut, wie viele Wassertropfen man mit der Bürste an den Spiegel spritzen kann.

Mein Hausarzt sagte mal zu mir, als ich ihm vor vielen Jahren mein Leid klagte, weil ich mit einer Körperhälfte schon in der Burn-out-Klinik saß: »Charlotte, du musst dir deinen Energiehaushalt wie einen Sack vorstellen, in dem jeden Tag hundert Energiepunkte sind. Und diese Punkte musst du dir über den Tag gut einteilen.« Eine sehr schöne Idee. Im Rückblick habe ich nämlich festgestellt, dass damals, wenn die Kinder in der Schule waren, bei mir schon achtzig Punkte weg waren. Und mit den restlichen zwanzig habe ich mich dann durch den Tag jongliert. Seitdem mache ich – ausnahmsweise mal – genau das, was mir mein Arzt gesagt hat. Ich überlege jeden Morgen: Was steht auf dem Plan und wofür brauche ich wie viele Punkte? Und sollte der Plan mal einen Tag nicht aufgehen – kein Problem, denn die gute Nachricht: Es gibt Joker, die auch in den Tipps dieses Kapitels eine Rolle spielen. Wenn wir es also an *manchen* Tagen nicht schaffen, unsere Punkte optimal einzuteilen und diese mittags nach zweiundsechzig E-Mails und siebzehn Telefonaten schon weg sind, können wir sie mit diesen Jokern wieder auffüllen. Nur eben nicht *jeden* Tag.

Erinnern Sie sich noch an das Akku-Kabel? Es gibt so eins – es ist nur nicht lang und weiß mit Stecker, sondern aus Papier und mit Buchstaben. Auf den kommenden Seiten finden Sie es zum Nachlesen.

TIPP 37

THYMUS-KLOPFEN FÜR MEHR ENERGIE

Ziemlich genau in der Brustmitte, etwa eine Handbreit unter der Halskuhle sitzt die sogenannte Thymusdrüse. Sie ist im Prinzip unser Kraftwerk und produziert Immunzellen bis zum Jugendalter. Aber dieses Energiezentrum können wir durch leichte Schläge immer noch aktivieren, wenn wir uns mal wieder erschöpft oder müde fühlen. Um vorzubeugen, klopfen wir jeden Morgen zehn Mal aktivierend mit der Faust auf den Brustkorb. Wenn wir während des Klopfens auch noch leicht summen, verstärkt dies die Aktivierung – und wir können förmlich spüren, wie Energie und Kraft zurückkommen. Wir sind erfrischt, entspannt und unser Immunsystem bekommt zusätzlich auch noch einen Kick, um die nächste Erkältungswelle abzufangen.

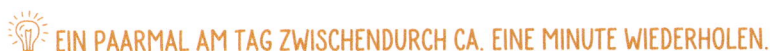

EIN PAARMAL AM TAG ZWISCHENDURCH CA. EINE MINUTE WIEDERHOLEN.

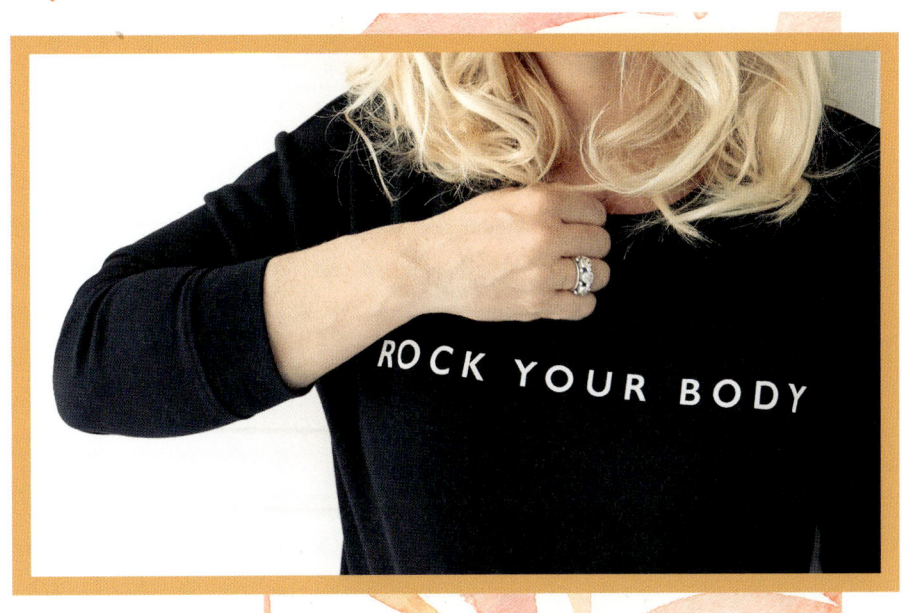

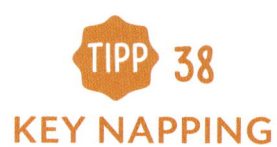

TIPP 38
KEY NAPPING

Ich glaube, jeder kennt das Gefühl: Wir sitzen am Schreibtisch im Büro oder in einem Vortrag – und uns überfällt eine bleierne Müdigkeit. Bei mir passiert das vorzugsweise in langweiligen Meetings (die ich Gott sei Dank selten habe!), nach kurzen Nächten (an dem Tag, an dem ich im Frühstücksfernsehen »Gesünder mit Karlinder« mache, klingelt der Wecker beispielsweise um 3.30 Uhr – kaum aufzuholen!) oder nach dem Mittagessen (die sogenannte »Fress-Narkose«, auch »Suppenkoma« genannt – kennen Sie die?).

Ein kurzes Schläfchen wirkt da Wunder. Nicht umsonst machen die Südländer nachmittags ihre Siesta. Hierzulande ist dies leider noch nicht allzu verbreitet, obwohl es ein Jungbrunnen ist. Ich bin aber guter Hoffnung, dass sich die sogenannten Nappings bald auch in Nordeuropa etablieren. Kürzlich las ich in einem Artikel, dass einige Arbeitgeber Napping-Räume für ihre Mitarbeiter eingerichtet haben. Und die ersten Fitnessstudios bieten ebenfalls Schlafkabinen für ihre Besucher an – inklusive Pritsche, Schlafbrille und Wohlfühldecke. Auf Flughäfen gibt es das schon längst – schallisoliert und fast schon gemütlich. Man sollte das echt mal ausprobieren …

So ein Mittagsschlaf schlägt allerdings ins Gegenteil um, wenn wir so lange schlummern, dass wir in die Tiefschlafphase kommen – und uns dann der Wecker aus dieser herausreißt. Dann ist der Tag gelaufen, wir sind schlapp und gereizt. Außerdem hat das Weckerstellen den Nachteil, dass wir ja nicht genau vorhersagen können, wann besagte Tiefschlafphase eintritt. Schließlich sind wir alle unterschiedlich.

MEIN TRICK: DAS KEY NAPPING – AUF DEUTSCH SCHLÜSSELBUND-NICKERCHEN! Mit einem Schlüsselbund in der Hand hin entspannt aufs Sofa oder Bett legen, Augen schließen und einschlummern. Wenn die Tiefschlafphase eintritt, entspannen sich die Muskeln und der Schlüssel fällt aus der Hand – und wir wachen genau im richtigen Moment erquickt auf.

TIPP 39

AYURVEDISCHES WASSER

Mein absolutes Lieblings-Gesundheitsgeheimnis ist ausgerechnet das einfachste auf der ganzen Welt – aber ich liebe es über alles, weil es so unglaublich »Back to the roots« ist und dabei eine so unfassbar große Wirkung auf unser Wohlbefinden hat: ayurvedisches Wasser! Was klingt wie ein überteuertes Spezial-Wässerchen, ist in Wahrheit ganz einfach: Warmes Leitungswasser! Einfach abfüllen, in einem Topf aufkochen und auf Trinktemperatur abkühlen lassen. Die Wirkung: Es regt unmittelbar die sogenannte »Agni« (»Verdauungsfeuer«) an, wodurch die Nahrung besser verarbeitet und aufgenommen werden kann. Wenn wir es zwischen den Mahlzeiten trinken, unterstützt es permanent die Ausscheidung wasserlöslicher Giftstoffe aus sämtlichen Körpergeweben – unsere Haut strahlt, wir strotzen vor Energie.

🔆 **EXTRATIPP: DAS GEKOCHTE WASSER EINFACH MORGENS IN EINE THERMOSKANNE FÜLLEN UND ÜBER DEN TAG TRINKEN.** Menschen, die unter Verstopfung oder Bauchkrämpfen leiden, sollten morgens ein bis zwei Gläser auf nüchternen Magen trinken.

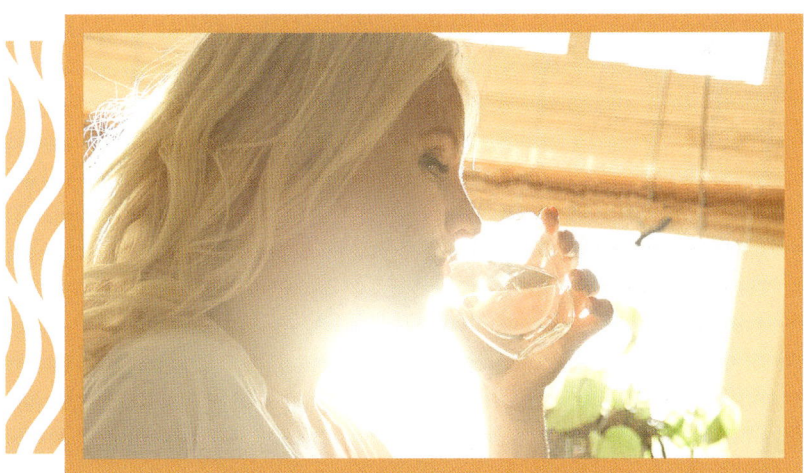

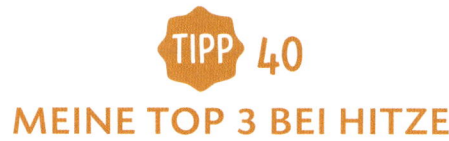

TIPP 40

MEINE TOP 3 BEI HITZE

Hitze ist per se natürlich keine Krankheit – wirkt aber vor allem auf das Herz-Kreislauf-System belastend: Durch die Wärme weiten sich die Gefäße, zusätzlich verlieren wir durch das viele Schwitzen Flüssigkeit – der Blutdruck sackt immer weiter ab. Das Ergebnis sind Symptome wie Schwindel, Erschöpfung, Kopfschmerzen und das berühmte »Umkippen«, die Ohnmacht. **Vorbeugen hilft! Vor allem mit meinen drei Lieblingstipps.**

➻ **Flipflops ins Eisfach legen** – herrlich erfrischend auf dem Weg ins Büro! Im Büro wieder rein damit in den Kühlschrank, aber besser heimlich: sind nicht jedermanns Sache, die Latschen.

➻ **Jeden Abend eine große Wasserflasche ins Eisfach legen,** morgens mitnehmen – und über den Tag schlückchenweise das aufgetaute eiskalte Wasser daraus genießen oder zwischendurch über Nacken und Arme laufen lassen! Die Flaschen danach aber nicht mehr weiterverwenden, einmal einfrieren und auftauen reicht, um das Plastik porös zu machen.

➻ **Ein absteigendes Bad nehmen:** In die Badewanne legen, körperwarmes Wasser (ca. 37 Grad) einlaufen lassen, sodass es sich weder warm noch kalt anfühlt. Dann allmählich so lange kaltes Wasser nachfüllen, bis es anfängt, unangenehm kühl zu wirken. Und sofort aus der Wanne steigen. Auf diese Weise entziehen wir dem Körper langsam Wärme, ohne dass er gegenreguliert und die Schweißproduktion anregt.

EXTRATIPP: DAS ABSTEIGENDE BAD IST BESONDERS GEEIGNET FÜR DEN ABEND, BEVOR WIR INS BETT GEHEN. HANDTUCH AUF DAS LAKEN ZIEHEN UND OHNE ABTROCKNEN DARAUFLEGEN. DIE VERDUNSTUNG DER WASSERTROPFEN SORGT FÜR EXTRAKÜHLE!

WACH SEUFZEN!

Die meisten Menschen verbinden Seufzen mit Trauer und negativen Gefühlen. Lange dachte auch ich, dass mein dauerseufzender Nachbar mindestens depressiv, wenn nicht sogar suizidgefährdet sein muss. Bis ich irgendwann eine Studie über das Seufzen fand. Dort stand geschrieben, welche tollen Auswirkungen es auf unsere Gesundheit hat: Emotionen spielen nämlich in 80 Prozent aller Seufzer – und wir seufzen immerhin unbewusst alle fünf Minuten – gar keine Rolle. Stattdessen ist das Seufzen eine unbewusste tiefe Form der Atmung, die für die Lungenfunktion wichtig ist. Denn: Wir besitzen tief unten in unseren Bronchien Millionen von kleinen Lungenbläschen, über deren Wände der Sauerstoff ins Blut gelangt. Manchmal kleben einige von ihnen zusammen, und da hilft ein unbewusstes tiefes Luftholen, das doppelt so viel Volumen an Luft in die Lunge transportiert. Es beginnt wie ein ganz normaler Atemzug, der sich aber stark erweitert, bevor wir wieder ausatmen. Und dabei blähen sich die zusammengefallenen Lungenbläschen wieder auf.

Dieses Wissen können wir uns zunutze machen, indem wir uns angewöhnen, zwischendurch bewusst zu seufzen. Das bringt Sauerstoff in die Lungen und neue Energie in unseren Körper.

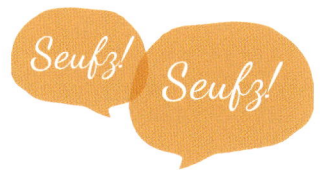

TIPP 42

EISSAUNA – ENERGY TO GO!

Drei Minuten bei bis zu minus 196 °C. Klingt komisch, ist aber großartig! Und zwar sowohl für die Psyche als auch unseren »Tempel«, wie mein Arzt den Körper immer nennt. Die Luft, die reingepustet wird, ist extrem trocken und fühlt sich daher eher an wie minus 5 °C, lässt sich also gut aushalten. Für den Körper ist es jedoch ein Kraftakt: Die Kälte- oder Kryotherapie ist richtige Arbeit – kein Wunder, bei den extremen Minusgraden. Der Clou: Unser Körper versucht, aus eigener Kraft seine Normalwerte beizubehalten – und im Anschluss an die Eissauna die Temperatur wieder hochzufahren. Und dabei läuft der Organismus dann natürlich auf Hochtouren. Ergebnis: Ein verbessertes Immunsystem, der Stoffwechsel wird angekurbelt, und die Fettzellen erfrieren wortwörtlich. Der Effekt, den ich darüber hinaus festgestellt habe, ist eigentlich der beste: Nach gerade mal drei Minuten in der eisigen Weltraumdusche hatte ich den Rest der Woche eine Energie und Kraft wie Pippi Langstrumpf – zumindest gefühlt. Und das ist doch schließlich die Hauptsache.

🔅 UND NOCH EIN TIPP FÜRS PORTEMONNAIE: So eine Anwendung (oder am besten gleich in Form einer Zehnerkarte) kann man sich super zum Geburtstag oder zu Weihnachten schenken lassen.

UND SO GEHT'S

Für eine bis drei Minuten Schockfrost behalten wir lediglich die Unterhose an – die Füße stecken wir in Fellschuhe, damit sie keinen Gefrierbrand bekommen. Anschließend geht es bei 70 bis 200 Minusgraden ab in den Eisschrank – nur der Kopf schaut oben aus. Für mich als Mutter mit häufig leerem Energiespeicher herrlich!

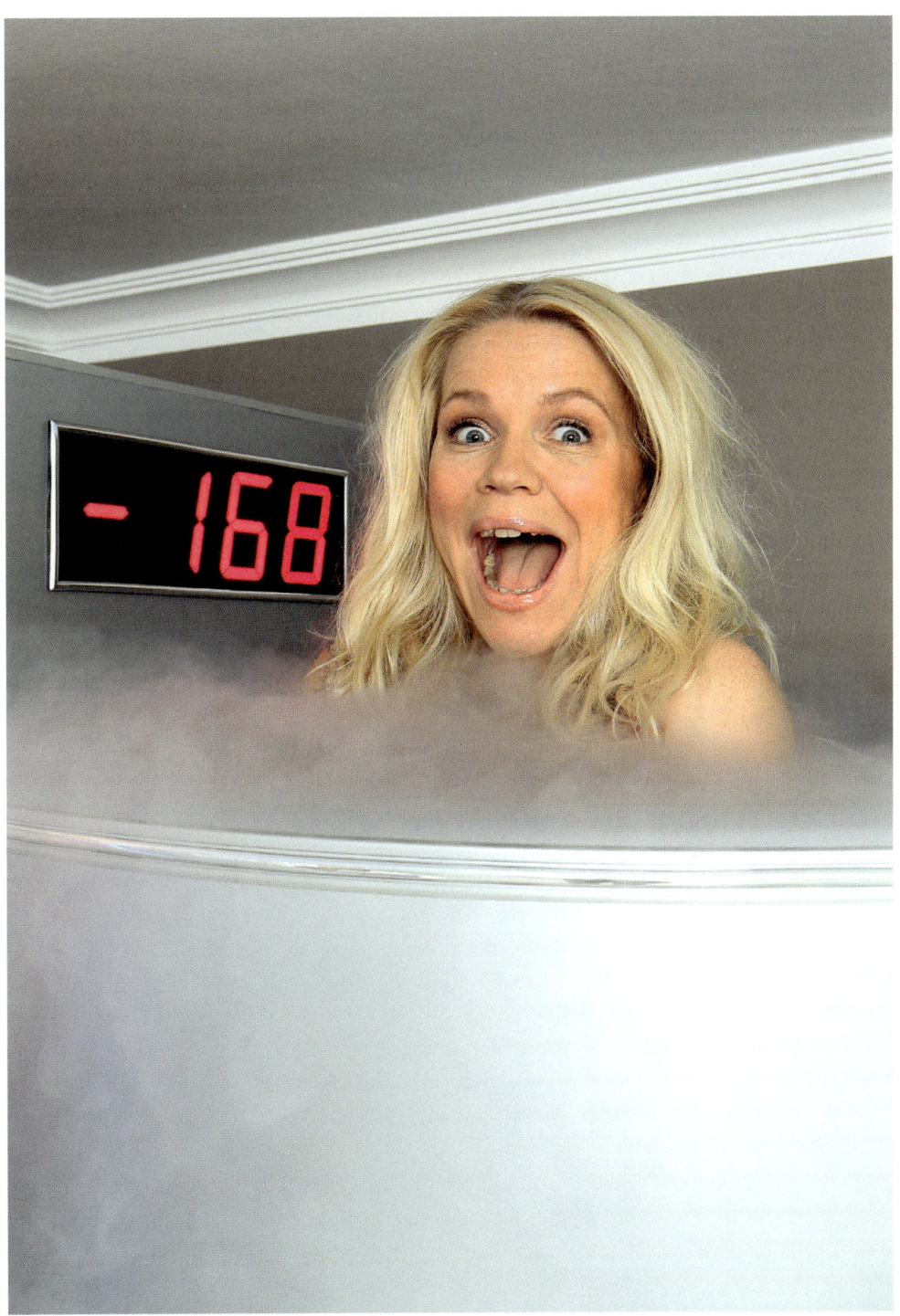

GO 24 HOURS *without* complaining. NOT EVEN ONCE ... *then watch how* YOUR LIFE STARTS *changing.*

TIPP 43

SNOOZER AUS!

Sie ist in meinen Augen wirklich ein Paradebeispiel für das schöne Sprichwort von Zuckerbrot und Peitsche: Die Snooze-Funktion auf dem Handy oder dem Wecker. Nur noch einmal umdrehen und ein paar Minuten weiterschlafen – gerade morgens im Winter ein Geschenk. Von wegen! Klar, einerseits schenkt es uns ein paar Minuten Schlaf. Aber: Es macht uns auch krank.

Denn sobald der Wecker zum ersten Mal klingelt, schüttet der Körper das wach machende Hormon Serotonin aus, um uns aus dem Bett zu locken. Wer jetzt die Snooze-Taste aktiviert und noch einmal einschlummert, kurbelt die Produktion des Schlafhormons Melatonin wieder an, der Schlafzyklus geht von vorne los – ein Hin und Her für den Körper! Der unruhige Schlaf, der daraufhin folgt, raubt zudem deutlich mehr Energie, als er bringt. Kein Wunder, dass wir uns nach dem Aufstehen wie gerädert fühlen und schlecht in den Tag starten. Einigen neuen Schlafstudien zufolge führt das ständige Drücken der Schlummertaste auf die Dauer sogar zur sogenannten »Schlafträgheit«, die mit einem erhöhten Body-Mass-Index und einem größeren Risiko für Diabetes Typ 2 einhergeht. Besser, auch wenn es am Anfang ungewohnt ist: Lieber gleich eine halbe Stunde länger schlafen und dann sofort aufstehen und die Energie der Wachhormone nutzen!

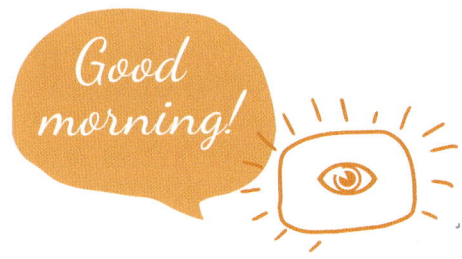

TIPP 44

DER ENERGIE-KICK FÜR KOFFEINVER-WEIGERER: ZEHN MINUTEN TREPPENSTEIGEN!

Egal, ob morgens nach dem Aufstehen als Hallo-wach-Kick oder mittags, wenn nach dem Lunch die Fress-Narkose zuschlägt: Eine aktuelle Studie mit Probanden, die aufgrund ihres Bio-Rhythmus unter Müdigkeitsattacken leiden, kam zu dem Schluss, dass wir uns nicht zwangsläufig mit Koffein dopen müssen. Bei Übermüdung helfen zehn Minuten Treppensteigen mindestens genauso gut, wenn nicht sogar besser als ein Energydrink. Die Hälfte der Studienteilnehmer nahm 50 Milligramm Koffein zu sich, die andere Gruppe lief in moderatem Tempo zehn Minuten lang eine Treppe rauf und runter. Das Ergebnis: Die Treppensteiger-Gruppe fühlte sich sogar fitter als die der Kaffeetrinker, und zwar schon unmittelbar nach der sportlichen Betätigung. Die Forscher untersuchten auch die Reaktionsfähigkeit und Erinnerungsvermögen der Teilnehmer und konnten keinen Unterschied feststellen. Fazit: Abgesehen davon, dass wir Koffein sowieso ausschließlich aus Genussgründen trinken sollen, gibt es also tatsächlich Alternativen, die auch noch andere Vorteile haben.

MEIN ENERGIE-SPEZIALTIPP: EINMAL PRO TAG LAUFE ICH AUF DEM WEG IRGENDWO-HIN (U-Bahnhöfe, Flughäfen, Treppenhäuser bei Terminen) ZEHN MINUTEN DIE TREPPE RAUF UND RUNTER – sieht bekloppt aus, erspart mir aber das Fitnessstudio und zu viel Kaffee.

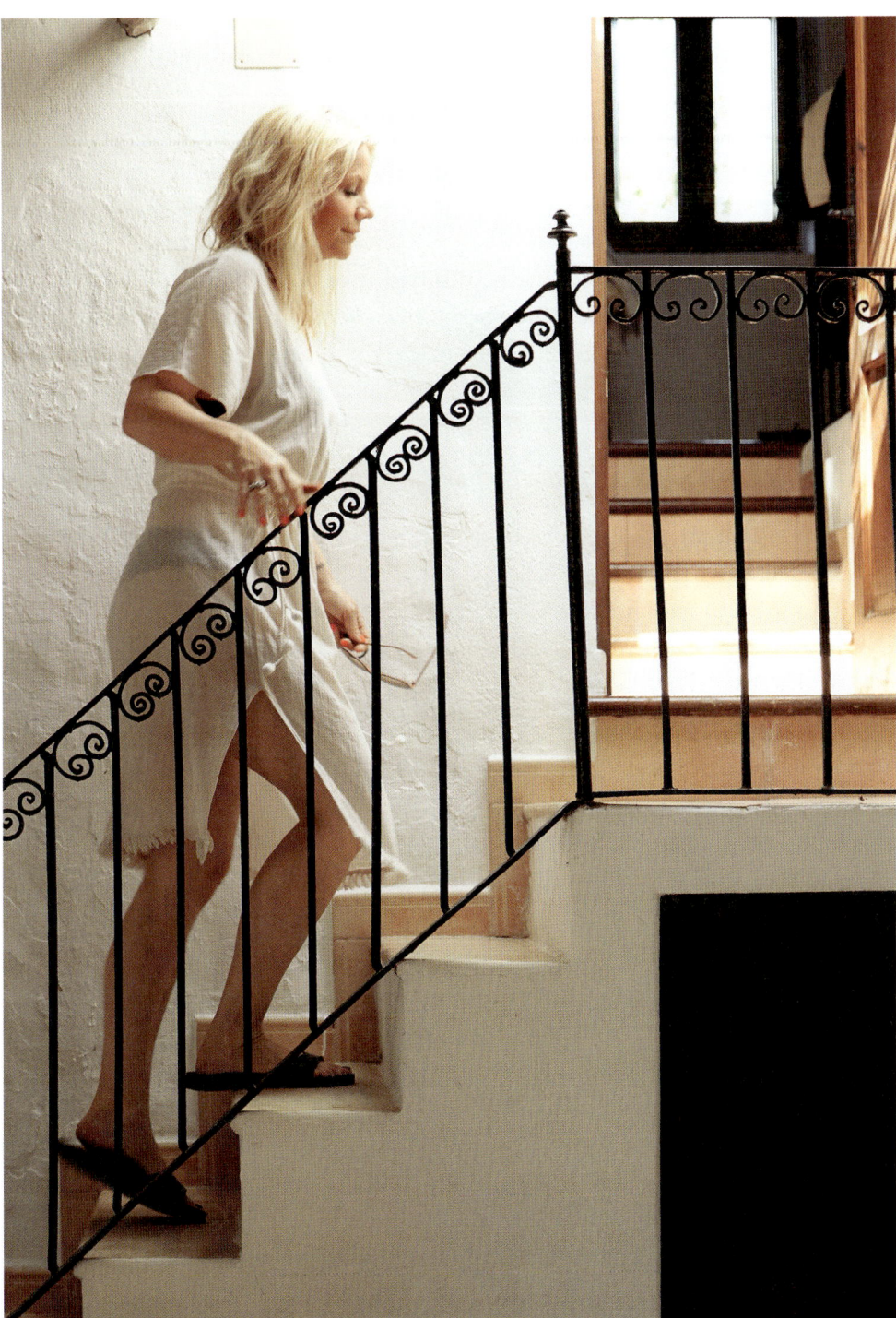

TIPP 45

DER MÜDIGKEIT EINS AUF DIE (B)12 GEBEN – MIT EINEM LEBERWURSTBROT

Wenn unser Körper ausgelaugt ist, mangelt es häufig am Vitamin B_{12}. Dies kann man dem Körper auf verschiedenen Wegen zuführen: mit Tabletten, Injektionen – oder aber auch einfach per Leberwurstbrot. Denn eine gute Leberwurst mit hohem Leberanteil enthält extrem viel Vitamin B_{12}. Bereits ein Butterbrot damit deckt den Tagesbedarf komplett und ist ein echter Energiespender, der die Leistungskraft steigert und die Konzentrationsfähigkeit wieder erhöht.

Aber bitte, nehmen Sie diesen Tipp nicht zum Anlass, pro Tag eine ganze Leberwurst zu inhalieren nach dem Motto: »Karlinder hat gesagt, das ist gesund!« Wurstfett hat natürlich so einige Kalorien, und wie immer gilt: Die Dosis macht die Wirkung. Eine Leberwurststulle, wenn wir Müdigkeit verspüren, ist aber eine leckere Kraftquelle.

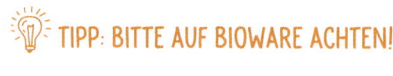

TIPP: BITTE AUF BIOWARE ACHTEN!

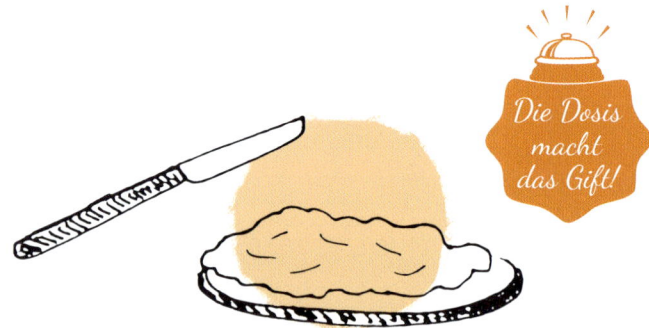

Die Dosis macht das Gift!

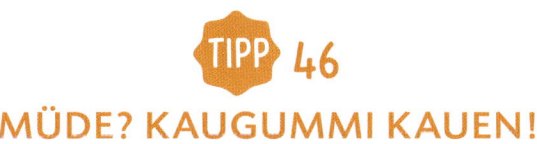

MÜDE? KAUGUMMI KAUEN!

Geradezu inflationär verwenden wir Kaugummis mittlerweile, habe ich kürzlich gedacht. Auch ich habe immer eine Dose im Auto und hatte die Vermutung, dass es eine Art Ersatzbefriedigung ist, seitdem ich – zu meinem großen Glück – nicht mehr rauche. Aber da ich bereits vor zwölf Jahren damit aufgehört habe, steckt womöglich doch etwas anderes hinter der Leidenschaft für Kaugummi.

Eine italienische Ernährungswissenschaftlerin hat sich mit dem Phänomen des Kauens auf Gummi beschäftigt und herausgefunden, dass viele von uns dies instinktiv und unbewusst machen, wenn sie müde sind. Und es ergibt tatsächlich Sinn: Die Muskelanspannung, die beim Kauen entsteht, stimuliert unser Nervensystem, sodass die Herzfrequenz ansteigt und wir wacher werden. Einfach mal ausprobieren und statt Kaffee zu trinken ein Kaugummi kauen, wenn die Biokurve absinkt.

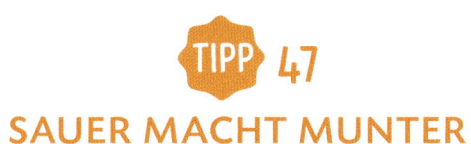

SAUER MACHT MUNTER

Ich glaube, es gibt kein Kind, das nicht irgendwann mal aus Spaß oder als Mutprobe in eine Zitrone gebissen hat – um dann mit verzerrtem Gesicht den sauren Geschmack zu verarbeiten. Irgendwie macht es Spaß, ist aber auf eine Art auch unangenehm. Auf jeden Fall geht eine Faszination davon aus, weil der extreme Geschmack etwas mit uns macht. Er macht uns nämlich *wach!* Das liegt daran, dass der Saft von Zitrusfrüchten in hoch konzentrierter Form unsere Nerven in Mund, Rachen und Nase stimuliert und dadurch die Gehirnaktivität anregt. Quasi so, wie wenn wir einen Elektrozaun anfassen – wir bekommen einen kleinen Hallo-wach-Kick, der uns gut aus dem Leistungstief befördert und erfrischt. I love it!

TIPP 48
NASENLOCH-ATMUNG

Vor ein paar Jahren, als der Trend aufkam, habe ich mal versucht, Yoga zu machen. Die Studios sprossen wie Pilze aus dem Boden, und zwei Freundinnen waren schon Feuer und Flamme. Ich habe recherchiert: Von Hatha- über Bikram- bis hin zu Ashtanga-Yoga war in meiner Wahlheimat Hamburg alles an Kursen vorhanden – aber da ich den Unterscheid zwischen den Arten nicht kapiert habe, sind wir einfach in ein Studio in der Nähe gegangen. Ein Mann in Jesus-Klamotten öffnete uns die Tür. Auf den Matten liegend sollten wir dann sämtliche Muskeln unseres Körpers entspannen – woraufhin zwei ältere Damen vor allem eins rausließen: die Luft aus ihrem Darm – und zwar die ganze Stunde über, während der Anleiter sie dafür lobte. Für mich war das zu viel des Guten! Ich bin nie wieder zum Yoga gegangen. Aber einige Übungen, deren Wirksamkeit in verschiedenen Studien nachgewiesen wurde, habe ich ausprobiert. Dazu gehört die Nasenlochatmung für mehr Energie. Unbedingt wie folgt ausprobieren:

➡ Bequemen Sitz auswählen: Schneidersitz oder Fersensitz sind gut geeignet. Der Atemrhythmus ist 1:4:2: Vier Sekunden einatmen, 16 Sekunden Atempause, acht Sekunden ausatmen.

➡ Daumen auf das rechte Nasenloch und verschließen. Im Anschluss durch das freie linke Nasenloch vier Sekunden einatmen, dann den Ringfinger auf das linke Nasenloch, sodass beide Nasenlöcher verschlossen sind, und nach Möglichkeit 16 Sekunden lang die Luft anhalten. Nun Daumen vom rechten Nasenloch lösen und durch dieses acht Sekunden lang ausatmen.

➡ Seitenwechsel, die Übung mit dem rechten Nasenloch durchführen.

➡ Mindestens sechs Mal wiederholen.

💡 EXTRATIPP: Wenn die16-Sekunden-Atempause am Anfang zu lang sein sollte, was häufig passiert, am Anfang verkürzen, um Atemnot zu vermeiden.

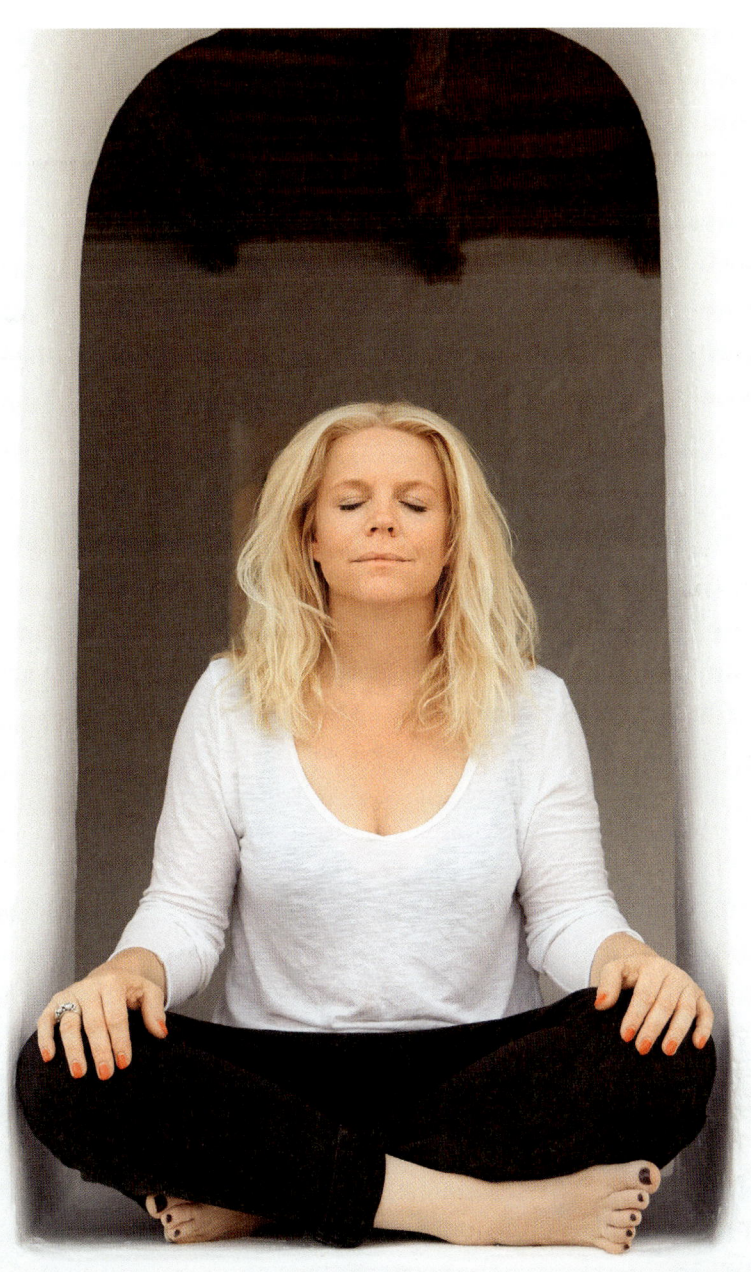

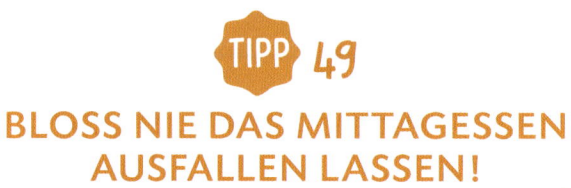

TIPP 49

BLOSS NIE DAS MITTAGESSEN
AUSFALLEN LASSEN!

Ich ärgere mich schon sehr darüber, dass ich jahrelang einen solchen Raubbau an meinem Körper betrieben habe. Irgendwie war ich wohl in dem Irrglauben, ausgerechnet an mir würde das Alter vorbeiziehen. Ein stressiger Jungredakteursalltag mit Textabgaben unter Volldampf, noch mehr Dampf durch mindestens zwei Schachteln Zigaretten pro Tag (im Optimalfall), durchgemachte Nächte zugunsten ausgiebiger Partys, Solarienbesuche … Regelmäßige Mahlzeiten? Klar, wenn es zufällig mal reingepasst hat. Was frühestens gegen Abend der Fall war, weil Kaffee und Zigaretten den Hunger gut in Schach gehalten haben. Und wenn die Biokurve durch den Nachmittagshänger abfiel, half der siebte Kaffee wieder raus. Und eine von diesen bööösen Mini-Salamis. Abends gab es dann auf dem Sofa noch 'ne Fertigpizza und 'ne Cola light. Aaaaaaaaah!

Fängt man dann an, sich mit der Gesundheit zu beschäftigen, wird einem auf einen Schlag angst und bange. Wie konnte ich so leichtsinnig mit meinem Körper umgehen, habe ich mich mehr als einmal gefragt. Aber da ich die Uhr nicht zurückdrehen kann, versuche ich, seitdem ich weiß, was es anrichtet, vieles richtig zu machen. Und in einer Publikation aus dem amerikanischen *Nutrition Journal* bekam ich die Bestätigung für das, was ich bereits lange vermutet hatte: Jede Mahlzeit, die wir am Tag auslassen, führt zu einer verstärkten Müdigkeit und Energieverlust – insbesondere, wenn es das Mittagessen ist. Ein Auto fährt nicht ohne Benzin – und der menschliche Antrieb kann nicht ohne Nährstoffe funktionieren. Wollen Sie also Ihr Energielevel den Tag über halten, essen Sie immer *immer* IMMER mittags eine Kleinigkeit und trinken mein Lieblingsgetränk, das ayurvedische Wasser dazu – dann halten Sie die Biokurve den ganzen Nachmittag über oben.

EINFACH WACH SCHNUPPERN

Wir alle nutzen unsere fünf Sinne viel zu wenig. Fühlen wir uns schlapp, kommt sofort der automatisierte Gedanke: Kaffee! Eigentlich verstehe ich nicht, warum die meisten Menschen nicht auch mal versuchen, Alternativen zu finden. Selbst die Tatsache, dass ihnen zu viel Koffein gar nicht guttut, hält sie nicht davon ab, nach dem Mittagessen wieder am Büro-Kaffeeautomaten Schlange zu stehen. Ein Freund, mit dem ich neulich Kaffee trinken (ja, ich weiß, klingt jetzt komisch) war, sagte, während er sich die braune Brühe einverleibte: »Ich bekomme *so* ein Herzrasen von Kaffee, schlimm!« Und als ich ihn fragte: »Und warum trinkst du das Zeug dann?«, antwortete er mit einer Gegenfrage: »Na ja, wie soll ich denn sonst durchhalten?«

Ich meine, ich liebe Kaffee auch, so ist es nicht. Aber es gibt so viele andere Dinge, die uns den gleichen Kick verpassen, wenn wir gerade kein Nickerchen machen können. So wie der Duft von konzentrierter Pfefferminze. Einige kennen die Tropfen oder das Balm eventuell als Mittel gegen Kopfschmerzen, aber dieser Duft eignet sich auch hervorragend als Erfrischung gegen ein Energietief während einer langen Autofahrt oder im Büro. Einige Tropfen in Öl- oder Balmform auf die Pulsadern am Handgelenk geben, und schon kann's frisch und munter weitergehen.

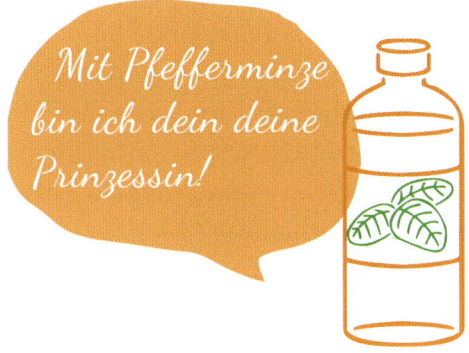

Mit Pfefferminze bin ich dein deine Prinzessin!

COFFEE NAP – DAS ESPRESSO-NICKERCHEN

Jetzt kommt ein wahrlich paradox klingender Tipp: Am erholsamsten ist ein Nickerchen zwischendurch, wenn wir vor dem Schlafen einen starken Kaffee trinken. Wie bitte!? Ich konnte es nicht glauben. Ständig bekommen wir gesagt, Koffein verhindert den erholsamen Schlaf – und nun soll der Kaffee ihn auf einmal verbessern und Energie spenden?

Aber wenn wir die Wirkung von Koffein mal etwas genauer unter die Lupe nehmen, verstehen wir, warum die Theorie tatsächlich Sinn ergibt: Ein Kaffee unmittelbar vor einem zwanzigminütigen Mittagsschlaf (nicht länger, denn ungefähr dann fallen wir ja – Sie erinnern sich – in die Tiefschlafphase) macht Körper und Geist hellwach für den Rest des Tages. Der Grund ist komplex, ich hoffe, Sie sind gerade hellwach und sehr aufnahmefähig – sonst einfach den Tipp zuerst ausprobieren und dann die Erklärung lesen.

Also: Durch den Dünndarm gelangt das Koffein in die Blutbahn und erreicht auf diesem Weg nach ca. 20 Minuten das Gehirn.

Hier dockt es an Rezeptoren an, die normalerweise mit einem ähnlichen Molekül namens »Adenosin« besetzt sind: ein Nebenprodukt, das durch Aktivität des Gehirns entsteht und uns bei zu hoher Anstrengung, zum Beispiel bei zu langem Lernen, ein Gefühl von Müdigkeit signalisiert. Ein Konkurrenzkampf der Moleküle um die Rezeptoren entsteht! Adenosin macht uns müde, Koffein verdrängt es – daher bleibt die Müdigkeit aus, sobald man einen Kaffee trinkt. Das ist ja das Fatale beim Kaffee, der bei zu hohem Konsum zum Teufelskreis führt: Müdigkeit ist eigentlich ein Warnsignal des Körpers, das uns bremsen soll. Kaffee verdrängt die Erschöpfung, aber mit der Zeit benötigen wir immer mehr davon. Deshalb sollten wir Kaffee nicht zu häufig als Aufputschmittel verwenden, sondern lediglich als Genussmittel – und nur ab und zu als Wachmacher.

Okay, jetzt aber zurück zum Coffee Nap: Wach macht uns der Kaffee eigentlich nur deshalb, weil die Koffein-Moleküle die Adenosin-Moleküle in die Flucht schlagen. Dies dauert praktischerweise etwa 20 Minuten – genau so lange, wie unser Nickerchen dauern sollte. Und in dieser Zeit hilft der Schlaf sogar, noch mehr Adenosin abzubauen, damit noch mehr Koffein andocken kann. Peng! Die perfekte Kombination, um im Anschluss von den Toten aufzuerstehen.

Der Beweis: Unterschiedliche Studien der Loughborough University haben nach »Coffee Naps« eine gesteigerte Reaktionsfähigkeit im Straßenverkehr nachgewiesen als nach »nur Kaffee« oder »nur einem Nickerchen«.

Probieren Sie es aus. Wichtig: Den Kaffee so schnell wie möglich konsumieren, um so viel Zeit wie möglich für die Aufnahme im Darm und den Weg ins Gehirn zu schaffen. Also: Espresso kippen, dann Timer auf 20 Minuten stellen (oder Schlüsselbund in die Hand), gemütlich hinlegen, Augen schließen und einschlummern. Kann ein paar Tage dauern, bis es wie am Schnürchen klappt, aber dann …

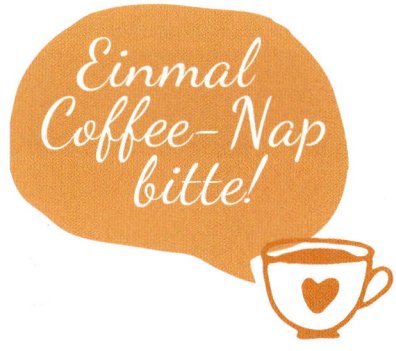

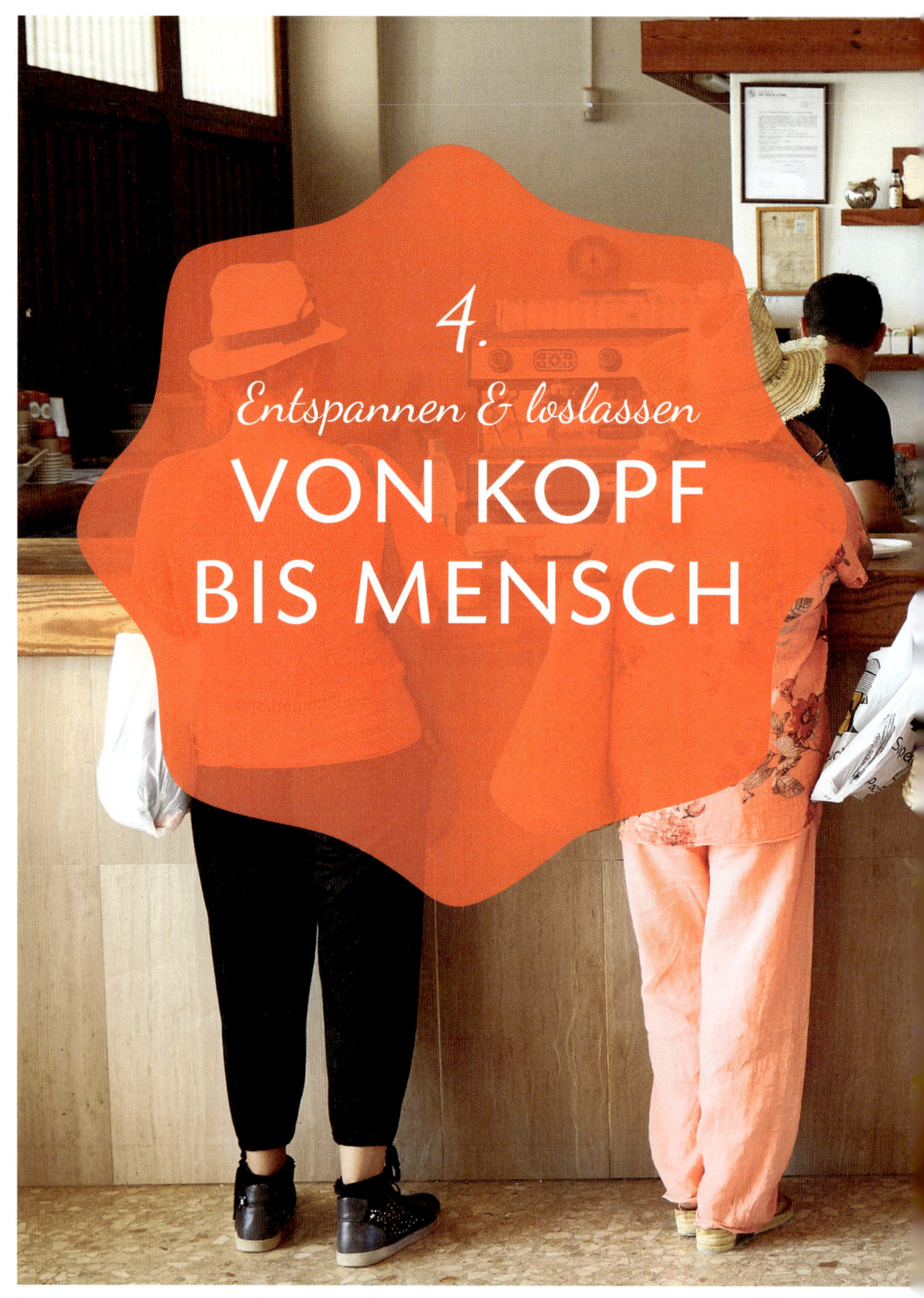

4.

Entspannen & loslassen

VON KOPF BIS MENSCH

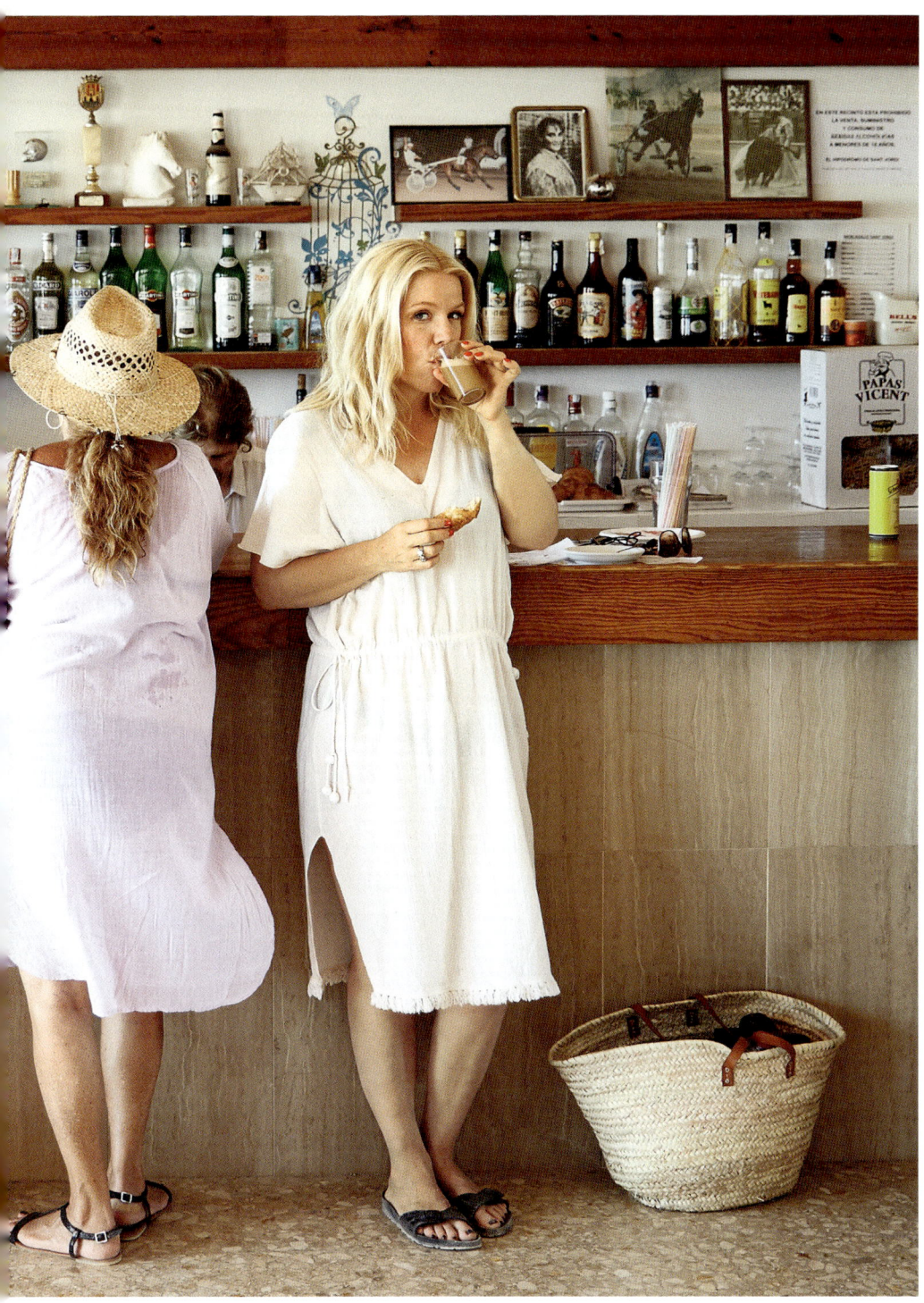

Loslassen. Dieses Wort ist ja momentan neben Begriffen wie »seine innere Mitte finden« und »den Stress wegatmen« in aller Munde. Loslassen soll ich also. Aber wie? Angeblich hilft Yoga. Und Meditation. Stimmt vielleicht – aber wer hat in unserer hektischen Gesellschaft schon Zeit, den halben Tag auf der Yoga-Matte zu turnen, die andere Hälfte im Lotussitz auf einem Kissen zu sitzen und den Stress wegzuatmen, während Mann, Kinder, Haushalt und Job bedient werden wollen? Ich jedenfalls nicht. Und man fragt sich natürlich: *Was* soll ich überhaupt loslassen? Und was auf keinen Fall? Und wie finde ich den Unterschied? Es ist ja auch keine Lösung, erst mal alles loszulassen und zu hoffen, dass es trotzdem schon irgendwie wird …

Also: Was soll ich loslassen – und warum? Ich habe neulich einen schönen Spruch gelesen: »Dieser Tag könnte Spuren von Müssen enthalten.« Genau das ist der Punkt für mich: Endlich aufhören, daran zu denken, was wir alles *müssen*. Und das ist so einiges, wenn man sich mal eine Liste macht.

Wie zum Beispiel beim »Zirkus Karlinder«. Angefangen mit dem Job (wer das nicht »muss«, weil er einen steinreichen Mann geheiratet hat: Gratulation – ein Sechser im Lotto!), dann zwei Kinder an zwei Schulen mit absolut nicht matchenden Abholzeiten, Elternabenden, Lernentwicklungsgesprächen und Ausflügen. Nachmittags: Fahrten zum Gitarrenunterricht, Fußballtraining, Schwimmen (»Ich *will* nicht!«) und zur Theater-AG, tolles Mittagessen kochen, Steuererklärung machen, Arztbesuche absolvieren, mit dem Hund rausgehen, die Katzentoilette sauber machen – nebenbei am Wochenende im Garten Unkraut jäten, Geschenke für Kindergeburtstage kaufen und den Dachboden ausmisten. Freunde treffen, Hobbys pflegen? Vielleicht im übernächsten Leben wieder! Denn zack – ist wieder Dezember: Adventskalender (mit selbst genähten Stiefelchen inklusive gestickten Zahlen) befüllen (wo finde ich 24 kleine Geschenke für wenig Geld, die nicht nur chinesischer Schrott sind?) und für Sonntag noch einen Kuchen für Schwiegermutters Achtzigsten in den Ofen schieben. Das ist meine Liste. Und jetzt machen Sie diese Liste bitte auch mal für sich. Ja, bitte jetzt! Ich warte so lange. (Muss eh noch zwei Waschmaschinen machen.)

Diese Liste hat mir nämlich enorm geholfen. Denn jahrelang begann mein Tag so: Ich wachte, vom Weckerklingeln aus dem Tiefschlaf gerissen, um 6 Uhr morgens mit Herzrasen, aber noch melatoninbenebelt auf und fragte mich (wie in einem der vorigen Kapitel erwähnt): Wie bekomme ich diese zwei (widerspenstigen!) Kinder bloß gekämmt, frisiert und mit geflochtenem Zopf, angezogen, gefrühstückt und mit kreativen Schulbroten im Gepäck um 8 Uhr pünktlich in die Schule?

Tag für Tag war das so, aber irgendwann ging es so nicht mehr weiter. Ich wollte nie eine dieser zeternden Mütter werden, die in der RTL-2-Sendung »Frauentausch« aufgrund ihrer Achtfach-Rolle völlig auf dem Zahnfleisch daherkommen. Und was irgendwann mit Menschen passiert, bei denen irgendwann das letzte »Zahnfleisch« aufgebraucht ist, habe ich während meiner Rettungsdienst-Ausbildung in der Notaufnahme zur Genüge gesehen.

Also loslassen. Okay, loslassen! Aber wie? Plötzlich sah ich ein Bild vor mir: Ich saß auf einer Kutsche, die Zügel von dreißig Pferden in der Hand, die alle um ihr Leben liefen, zwar grob vorwärts, aber in verschiedene Richtungen. Dreißig Pferde, die gar nicht zusammenpassten: ein kleines Zwergpony, ein klobiger Riesen-Kaltblüter, ein graziler Araberhengst. Und logischerweise traten sie sich im Eifer des Gefechts alle gegenseitig. Da fiel es mir schlagartig wie Schuppen von den Augen: Wie soll ich denn einen klaren Gedanken fassen, wie soll ich mein Lebensziel finden, wenn ich mit dreißig Pferden im Jagdgalopp den Eppendorfer Weg (da wohne ich) entlangpresche? Und dabei noch versuche, den Latte macchiato ohne Kleckern an meine Lippen zu bekommen.

Machen wir uns nichts vor: Im Grunde sind wir alle so. Wir, die in dieser »Muttitask-Welt«, wie ich sie nenne, bestehen müssen. Totales Chaos, absoluter Stress, um die Work-Life-Balance irgendwie zu halten. Alles Quatsch. Aber hier kommt die Lösung: Einige der dreißig Pferde loslassen. Weg damit! Lassen Sie sie einfach laufen, wohin sie wollen. Die kommen auch ohne Sie gut zurecht. Behalten Sie die, die Sie wirklich behalten wollen, dann haben Sie mehr Zeit, sich um Ihre Lieblingspferde zu kümmern. Und vor allem: Entscheiden Sie bitte *selbst,* welche Sie loslassen und welche nicht.

Ich habe zum Beispiel nach drei Jahren adrenalingepeitschter Morgen als »Kameltreiberin« meiner Kinder beschlossen: Ich stelle ihnen einen Wecker hin – und erinnere sie genau ein Mal. Und wenn sie nicht aufstehen und dann zu spät in die Schule kommen, ist das wirklich ärgerlich – aber nicht zu ändern. Immer noch das kleinere Übel als eine Mutter mit Herzinfarkt oder Burn-out. Das ist nämlich das Ergebnis, wenn man auf die Dauer versucht, dreißig Pferde im Zaum zu halten. Sie haben die Wahl: ein (kürzeres) Leben mit dreißig Pferden im Galopp, aber alles immer pflichtbewusst gemacht. Oder ein längeres, gesundes Leben. Eine gemütliche, genüssliche Kutschfahrt durch die Zeit.

Meine Empfehlung: Machen Sie sich Ihre persönliche PS-Liste. Welche Pferde wollen Sie behalten oder vielleicht sogar dazukaufen – und welche können weg? Das kann alles sein von toxischen Menschen, die Ihnen nicht guttun, über den Klavierunterricht, für den Sie eh nie üben, bis hin zu den Adventskalender-Säckchen, die man auch in der Drogerie kaufen kann.

Sie werden sehen: Es funktioniert. Die Belohnung: Glück und Gesundheit. Sie werden trotzdem ab und zu krank sein. Und auch mal unglücklich. Das ist sogar gut so. Wie sagte der Psychologe Emerson noch so schön:

Glück ist kein Ort, an dem man wohnt – Glück ist eine Insel, die man besucht. Und dort sollten Sie jeden Tag ein paarmal vorbeischauen. Ich habe die »Fahrkarten« dorthin für Sie gesammelt.

Gute Reise!

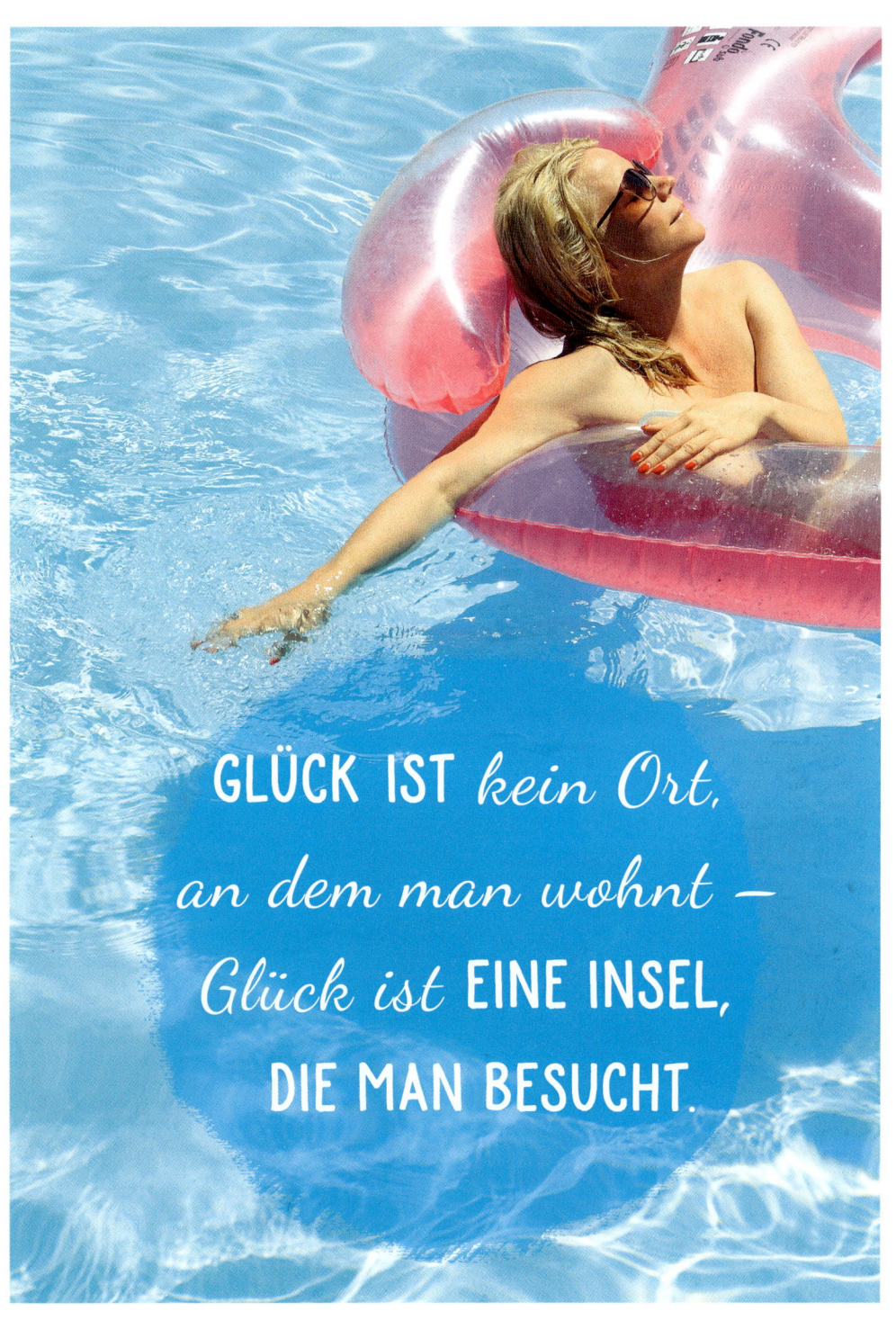

GLÜCK IST *kein Ort,*
an dem man wohnt –
Glück ist EINE INSEL,
DIE MAN BESUCHT.

DIGITAL DETOX FÜR MEHR INNERE RUHE

Wir fragen Google oder Siri, wenn wir etwas wissen wollen, verabreden uns per Whatsapp und schauen Filme online. Ist der Akku leer, sind wir kurz davor, uns Valium zu besorgen. Digitale Medien sind ein Segen – aber auch ein Fluch.

Das Problem: Durch die ständige Erreichbarkeit sind wir bzw. unsere Zellen permanent gestresst. Sie regenerieren zu wenig bzw. gar nicht. Der für unser körperliches und seelisches Gleichgewicht so wichtige Wechsel zwischen An- und Entspannung findet nicht mehr statt – unser Körper und Geist sind immer in Alarmbereitschaft. Zudem haben Suchtexperten herausgefunden: Die Geräusche der regelmäßig eingehenden Nachrichten per Whatsapp und E-Mail erzeugen durch die Dopaminausschüttung des Belohnungssystems ein ähnliches Suchtverhalten wie Drogen. Für immer mehr Menschen ist das eine Belastung. Die Rettung: Digital Detox – die bewusste »Entgiftung« von Erreichbarkeit und Strahlung! Digitale Medien nutzen – aber sinnvoll und somit in gesundem Maß.

Meine Top 5 des Digital Detox

➡ Während der Mahlzeiten Handy auf lautlos stellen und vom Tisch verbannen – Oma und Freunde werden später zurückgerufen.

➡ Handyfreies Schlafzimmer – analogen Wecker wieder aus der Flohmarktkiste holen!

➡ Kein Smartphone oder Tablet, wenn wir mit der Familie gemeinsame Zeit verbringen.

➡ Festlegen, wie oft Mails und Nachrichten gecheckt werden.

➡ Zwei Stunden vor dem Schlafengehen nicht mehr auf Bildschirme schauen. Studien haben bewiesen: Die Helligkeit der blauen Lichtwellen hemmt die Ausschüttung des Schlafhormons Melatonin und signalisiert: Wach bleiben! Wenn es abends mal gar nicht ohne Arbeit am Laptop geht: Brille mit Blaufilter oder bernsteinfarbenen Gläsern tragen.

TIPP 53

DIE 90-PROZENT-REGEL

Häufig quälen wir uns mit Dingen, von denen wir denken, dass wir sie tun müssten – einfach, weil es alle machen oder wir es immer so durchgezogen haben. Ich empfehle von heute an: Verabschieden Sie sich von dem Ehrgeiz, alle Sachen zu 100 Prozent machen zu wollen! In einer Studie haben portugiesische Psychologen nämlich herausgefunden: Zum einen reicht es in der Regel, wenn wir die Dinge zu 90 Prozent machen – die letzten zehn Prozent verbrauchen oft noch einmal so viel Zeit und Energie wie die 90 Prozent davor. Zum anderen: Wenn es perfekt sein soll, dann ist es sowieso *niemals* perfekt genug. Spätestens wenn wir bei 99 Prozent angelangt sind, fällt uns nämlich noch etwas auf, was wir *noch* besser machen müssten. Die Latte rutscht immer höher, sobald sie in Reichweite kommt. Und plötzlich stehen wir nicht mehr bei 99 Prozent, sondern fallen auf die 75-Prozent-Marke zurück. Und das geht immer so weiter. Stress pur!

PLANEN SIE GLEICH, DIE SACHEN NUR NEUNZIGPROZENTIG ZU MACHEN. Und die letzten zehn Prozent lassen wir genüsslich unter den Tisch fallen.

TO DO	NOT TO DO

TIPP 54

HINSETZEN. ATMEN.

Meditation ist ja momentan angesagt wie noch nie. Die Frauenzeitschriften der Nation überschlagen sich förmlich darin, uns mit Entspannungs- und Atemübungen zu überschütten, die uns angeblich unsere innere Mitte finden lassen sollen – was auch immer das überhaupt ist. Aber: Es fällt nicht immer leicht, sich auf die Übungen einzulassen und sie durchzuziehen. Jedenfalls geht es mir manchmal so. Obwohl ich eine super Meditations-App habe (ich weiß, die Wörter »Meditation« und »App« passen auf den ersten Blick nicht unbedingt zusammen – solche Apps sind aber sehr hilfreich, wenn wir nicht die Möglichkeit haben, einen Kurs zu besuchen, weil der Babysitter zu teuer ist oder wir auf dem Land wohnen!), schweifen die Gedanken häufig ab und ich kann mich nicht auf die Übung konzentrieren.

Viel besser, als sich zu zwingen, ist häufig: Einfach mal gar nichts tun. Hinsetzen und vor sich hin starren. Sobald wir nämlich ins Leere schauen, kommt unser Gehirn in einen Leerlaufmodus. Der schwedische Hirnforscher Erik Fransén hat herausgefunden, dass bereits kurze Momente des Nichtstuns (aber auch wirklich nichts!) unser Gehirn vor einer Überlastung schützen und die Konzentration der Stresshormone senken. So beugen wir regelmäßig und rechtzeitig Herz-Kreislauf-Erkrankungen und Burn-out vor – ohne auch nur einen einzigen Finger krumm zu machen. Herrlich.

💡 **MEINE EMPFEHLUNG: GÖNNEN SIE SICH DREI MAL PRO TAG EINE AUSZEIT** von 5 bis 45 Minuten. So halten Sie die Stresshormone wirksam in Schach.

»Und dann muss man ja auch noch ZEIT *haben,* EINFACH DAZUSITZEN *und* VOR SICH *hin* ZU SCHAUEN.«
Astrid Lindgren

 **TIPP 55**

MIT DEN TOP-Zen-GEBOTEN ZU INNEREM FRIEDEN FINDEN

1. MACHEN SIE IMMER NUR EINE SACHE ZUR ZEIT.

2. ERLEDIGEN SIE SIE LANGSAM, BEWUSST UND VOLLSTÄNDIG.

3. NEHMEN SIE SICH WENIGER DINGE PRO TAG VOR.

4. LASSEN SIE SICH FREIRÄUME FÜRS NICHTSTUN UND UM EINFACH NUR IRGENDWO ZU SITZEN.

5. ENTWICKELN SIE TÄGLICHE RITUALE.

6. PLANEN SIE FÜR ALLE NOTWENDIGEN DINGE GENÜGEND ZEIT EIN.

7. LÄCHELN SIE UND TUN SIE DINGE FÜR ANDERE MENSCHEN.

8. LASSEN SIE KOCHEN UND PUTZEN ZUR MEDITATION WERDEN.

9. ÜBERLEGEN SIE SICH JEDEN TAG, WAS HEUTE WIRKLICH WICHTIG IST.

10. LEBEN SIE AUF EINE EINFACHE ART UND WEISE.

GREEN OFFICE

Wollen wir uns im Büro wohlfühlen, muss nicht gleich die Konzernzentrale alles umbauen und Lounge-Landschaften, Lesehöhlen und Kicker-Ecken einrichten. Viel besser: Back to the roots – mit Grünpflanzen. Grün macht gesund und hebt die Stimmung. Ob Topfpflanzen, Stauden, Spaliere oder ein Blumenarrangement – der Anblick von Natur im Büro beruhigt und inspiriert gleichermaßen. Eine internationale Studie mit mehr als 7000 Teilnehmern zeigt das deutlich: Wer in seinem Büro oder dem direkten Arbeitsumfeld von Pflanzen umgeben ist, fühlt sich ausgeglichener und besser; die Zahl der Krankmeldungen nimmt ab – gleichzeitig steigen Kreativität und Leistung. Der Grund: Es gibt in uns ein tiefes inneres Bedürfnis, mit der Natur verbunden zu sein – und das lässt sich eben schon mit relativ geringen Mitteln umsetzen. Wie wohltuend sich bereits ein Hauch von Natur auf Körper und Geist auswirkt, haben etliche Studien in jüngster Vergangenheit gezeigt.

Pulsschlag und Blutdruck sinken, Herz-Kreislauf-Leiden treten seltener auf, Entzündungswerte gehen zurück, und Schmerz wird nicht mehr so intensiv empfunden, wenn der Blick im Beruf oder im Alltag auf Grünpflanzen bzw. grüne Oasen trifft.

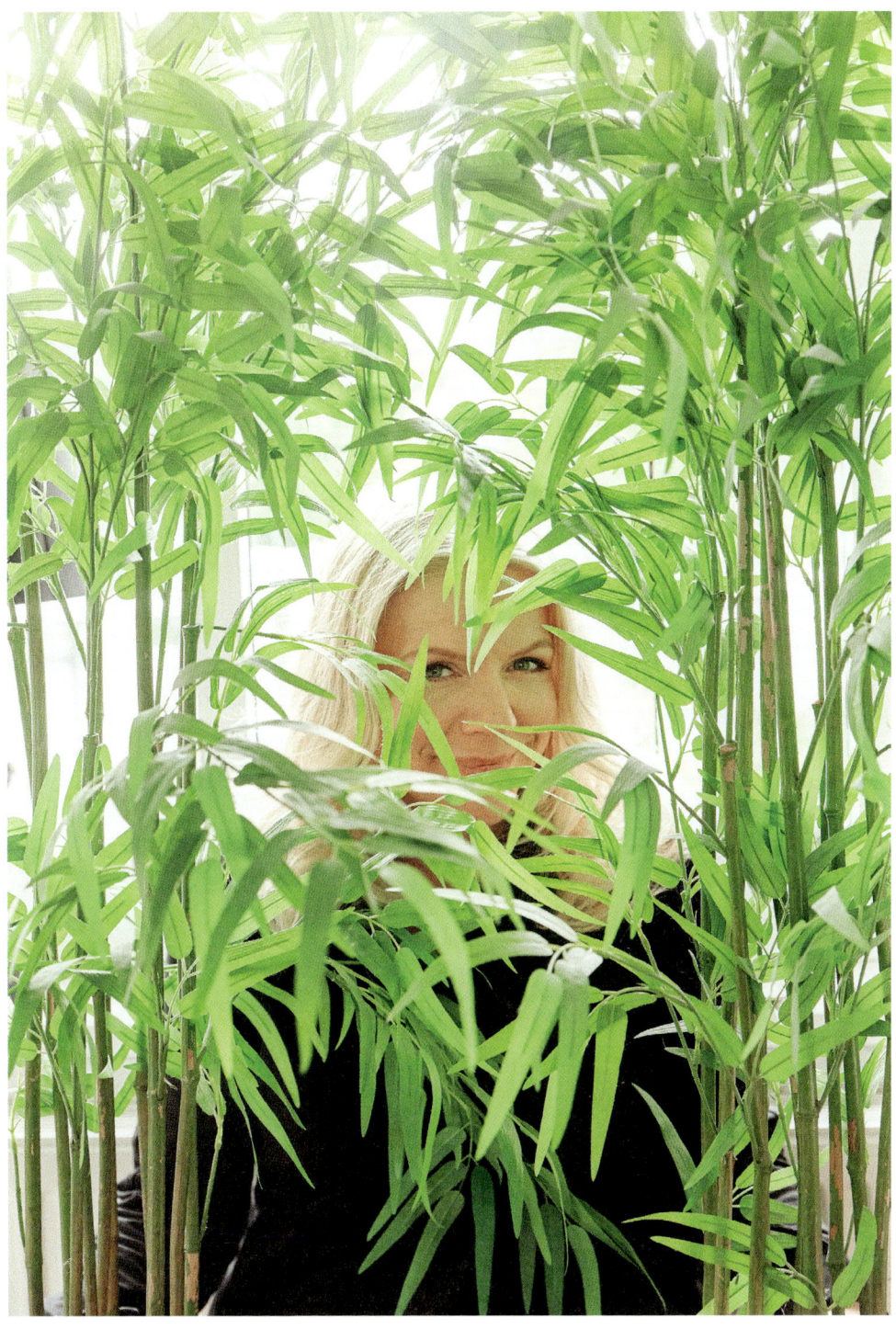

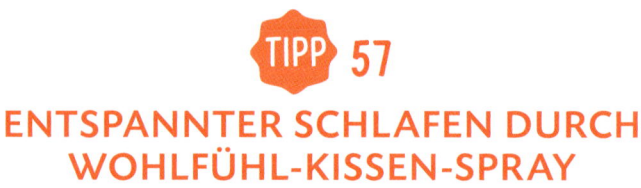

TIPP 57

ENTSPANNTER SCHLAFEN DURCH WOHLFÜHL-KISSEN-SPRAY

»Entspannung ist der Königsweg in den Schlaf«, sagt ein Sprichwort. Das ist allerdings manchmal leichter gesagt als getan. Wir liegen im Bett und der Flipperautomat im Kopf läuft auf Hochtouren. Das liegt an unserem autonomen Nervensystem, und dieses ist gerade bei Frauen sehr leicht aus der Ruhe zu bringen – erst recht in stressigen Phasen. Meine Bekannte Ute, die einen Make-up-Store in Hamburg hat, empfahl mir mal ein natürliches (!) Lavendel-Spray, das man sich auf das Kopfkissen sprüht. Mittlerweile habe ich es immer auf meinen Reisen dabei, und wenn ich mal wieder schlaflos im fremden Hotel im Bett liege, sprühe ich etwas davon auf mein Kissen und bin in 60 Sekunden eingeschlafen.

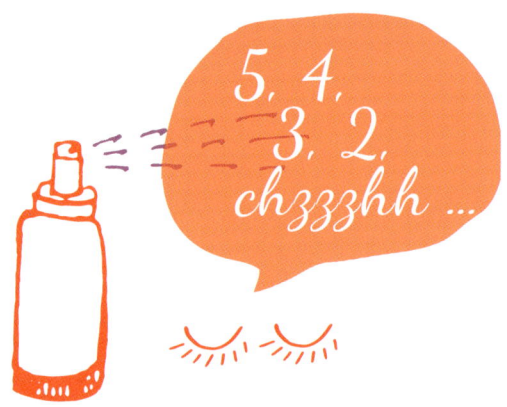

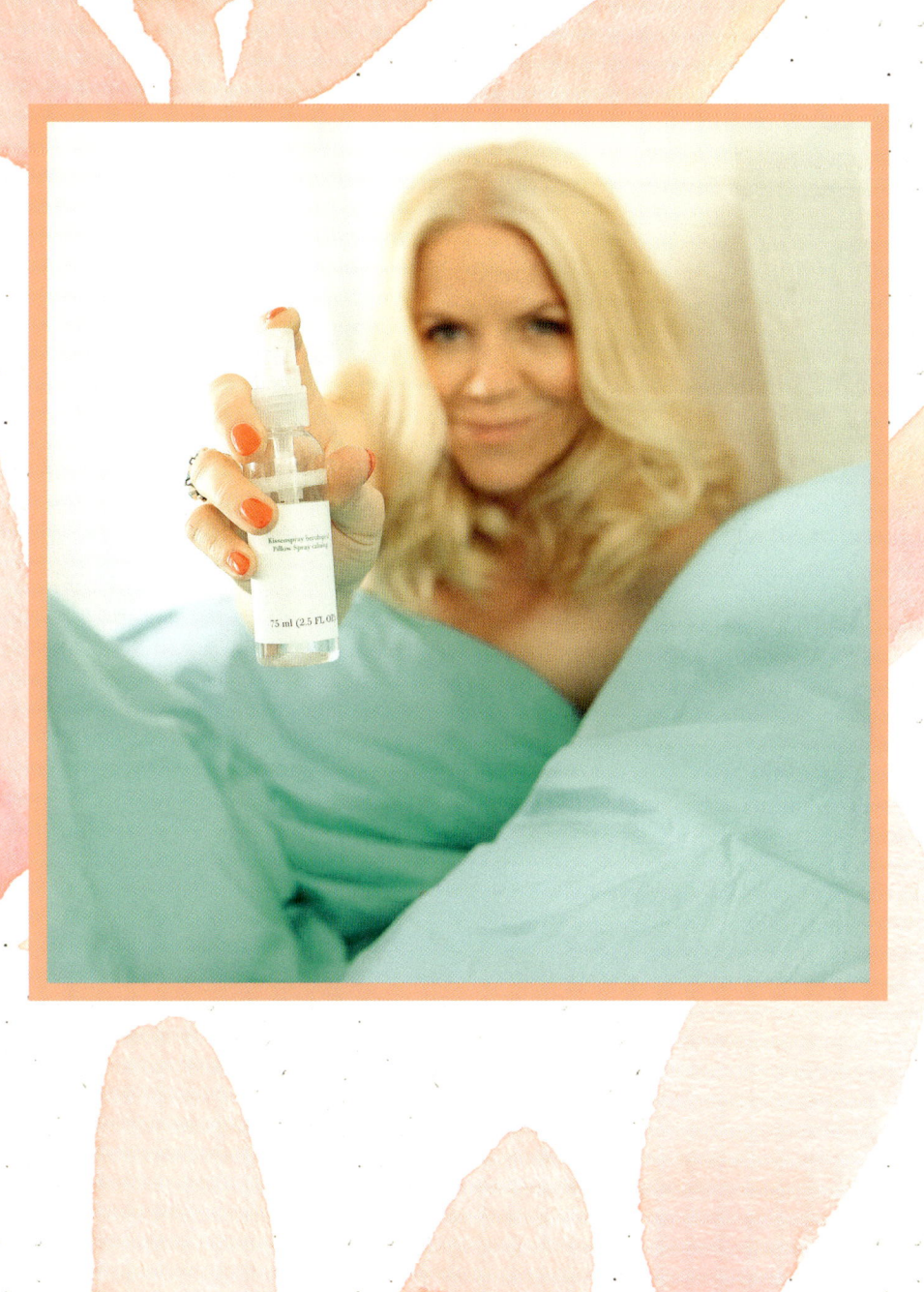

STOPP! MIT DANKBARKEIT GEGEN DEN NEID

Niemand von uns ist frei davon: Der Neid, den wir beispielsweise verspüren, wenn wir bei Facebook sehen, dass die Kollegin mit ihrem neuen Lover am Strand von Mallorca brutzelt, während wir mit dem nörgeligen Ehemann im regnerischen Deutschland sitzen. Vergleichen macht uns unglücklich, weil es *immer* jemanden gibt, der mehr hat. Konnten wir uns früher höchstens mit dem Bauern von nebenan vergleichen und schauen, wer die dicksten Kartoffeln auf dem Feld hat, sehen wir heute im TV, was wir haben könnten: Traumfiguren, dicke Autos, Sommerhäuser auf den Balearen und Yachten. Dabei zeigen Studien: Lediglich bis zu einem gewissen Einkommensgrad, der alles Notwendige absichert, hilft Geld, damit wir ruhig schlafen können. Das sind in der Regel Miete, Versicherungen, Lebensmittel, Auto, Handy und vielleicht noch ein bis zwei Urlaube im Jahr. Ab dann macht Geld *nicht* mehr glücklicher, sondern es entsteht die Angst, wir könnten den Reichtum (Yacht, Finca etc.) nicht mehr halten. Die Menschen verlieren den Realitätssinn und sehen gar nicht mehr, was wirklich wichtig ist.

Sollte uns der Neid dennoch packen, hilft ein deutliches STOPP. Mehr *haben* statt *wollen*. Soll heißen: Sehen, was wir alles haben, statt zu sehen, was wir *nicht* haben. Gesundheit, Familie, Freunde, ein Dach über dem Kopf und ein leckeres Abendessen. *Das* ist wichtig.

 MEINE EMPFEHLUNG: JEDEN ABEND IM BETT ALS RITUAL (im Übrigen auch empfehlenswert mit den Kindern zusammen, um sie für diese Denkweise zu sensibilisieren) **WIE EIN MANTRA AUFSAGEN:** »Ich bin dankbar, weil …« Und: »Das Beste am Tag heute war …« Und jeden Morgen: »Ich freue mich heute auf …« Und nicht nach rechts und links schauen! Ich kenne das aus meinem Job. Wenn ich zum Beispiel ein Casting hatte und die Kollegin hat die Moderation ergattert, habe ich mir gesagt: Herrlich, so habe ich mehr Zeit für meine Kinder. Ist nicht immer leicht, aber mit ein wenig Übung geht's.

MASSAGE – WELLNESS FÜRS IMMUNSYSTEM

Bereits Anfang zwanzig begannen, mütterlicherseits vererbt, meine Probleme im Bereich der Schultern und des Nackens. Und damit bin ich wahrlich nicht allein. Mittlerweile ist das sogenannte »HWS-Syndrom« durch die sitzende Tätigkeit vieler Menschen in Kombination mit anderen einseitigen Bewegungsmustern zur Volkskrankheit geworden. Was nachweislich hilft, ist Sport – und Physiotherapie. Also her mit dem Zehner-Rezept. Hat auch geholfen. Und mit fantastischen Nebenwirkungen: Meine hektische Natur inklusive Flipperautomat im Kopf läuft seitdem auf Sparflamme. Ich bin wesentlich entspannter, schlafe besser, halte Alltagsbelastungen besser stand und lasse mich nicht mehr so leicht von Familie und Job aus der Ruhe bringen.

Eine Studie des US-amerikanischen Cedar-Sinai Medical Center zeigt: Eine Massage von 45 Minuten pro Woche verringert den Pegel des Stresshormons Cortisol im Blut um 53 Prozent – und senkt somit logischerweise die Infektanfälligkeit. Denn Stresshormone behindern unsere Abwehrzellen im Blut bei der Arbeit – durch die geringere Aktivität des Immunsystems können Erreger nicht mehr richtig bekämpft werden.

Das war eine Entdeckung, die mein Leben verändert hat. Ich habe jetzt ein Dauer-Abo bei meinem Physiotherapeuten David: Jeden Mittwoch von 17.30 bis 18.30 Uhr – die schönste Stunde der Woche. Wessen Krankenkasse dies nicht übernimmt: Schlagen Sie Ihrem Partner einen Tausch vor. Jede Woche zu einer verabredeten Zeit massiert er Sie 45 Minuten – und dann wechseln Sie. Geht sogar hervorragend auf dem Sofa vor dem Fernseher.

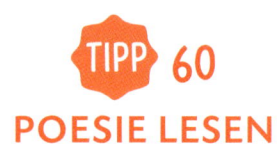

TIPP 60
POESIE LESEN

Ich muss gestehen, dass ich nicht gerade zu den Poeten der Nation gehöre. Das Einzige, was ich immer dichte, sind die Einladungstexte für die Geburtstagsfeiern meiner Kinder. So nach dem Motto: »Am 12. Februar werde ich acht – und das feiere ich dies Jahr bei Nacht.« Und so weiter. Allerdings fand ich Gedichte schon immer faszinierend, und zwei sind mir besonders in Erinnerung geblieben: »Der Panther« von Rainer Maria Rilke und »Ich saß auf einem Steine« von Walther von der Vogelweide. Vermutlich weil ich beide in der Schule auswendig lernen musste (ich kann sie tatsächlich immer noch!).

Die sogenannte Poetry kann aber noch viel mehr: Neurologen haben in einer großen Studie untersucht, was im Gehirn und unseren Gefäßen vor sich geht, wenn wir Reime bzw. Gedichte lesen. Dafür engagierten sie Probanden, die vorher nichts mit Poesie am Hut hatten, und legten jedem eine Handvoll Gedichte von Friedrich Schiller, Theodor Fontane, William Shakespeare, Johann Wolfgang von Goethe und Friedrich Nietzsche vor. Beurteilt haben sie während des Lesens die emotionalen Reaktionen, die sich in Herzfrequenz, Gesichtsausdruck und via einer sogenannten »Gänse-Kamera« in Hautreaktion zeigen. Parallel sollten die Testpersonen einen Button drücken, wenn sie eine Verbesserung der Stimmung verspürten.

Die Vermutung, dass Gedichte etwas mit uns machen bzw. uns berühren, bestätigte sich: 77 Prozent der Teilnehmer zeigten im Verlauf enorme Reaktionen, zum Teil sogar Glücksmomente wie beim Auspacken eines Schokoriegels (und das will schließlich etwas heißen, oder?). Am stärksten waren diese Gänsehaut-Momente übrigens zum Schluss des literarischen Werks.

FAZIT: POESIE MACHT FREUDE. UND FREUDE HÄLT UNS GESUND. Finden Sie Ihren Lieblingspoeten und kaufen Sie einen Gedichtband. Ach, und vergessen Sie nicht, mir Ihr Lieblingsgedicht zuzuschicken – ich möchte es auch lesen!

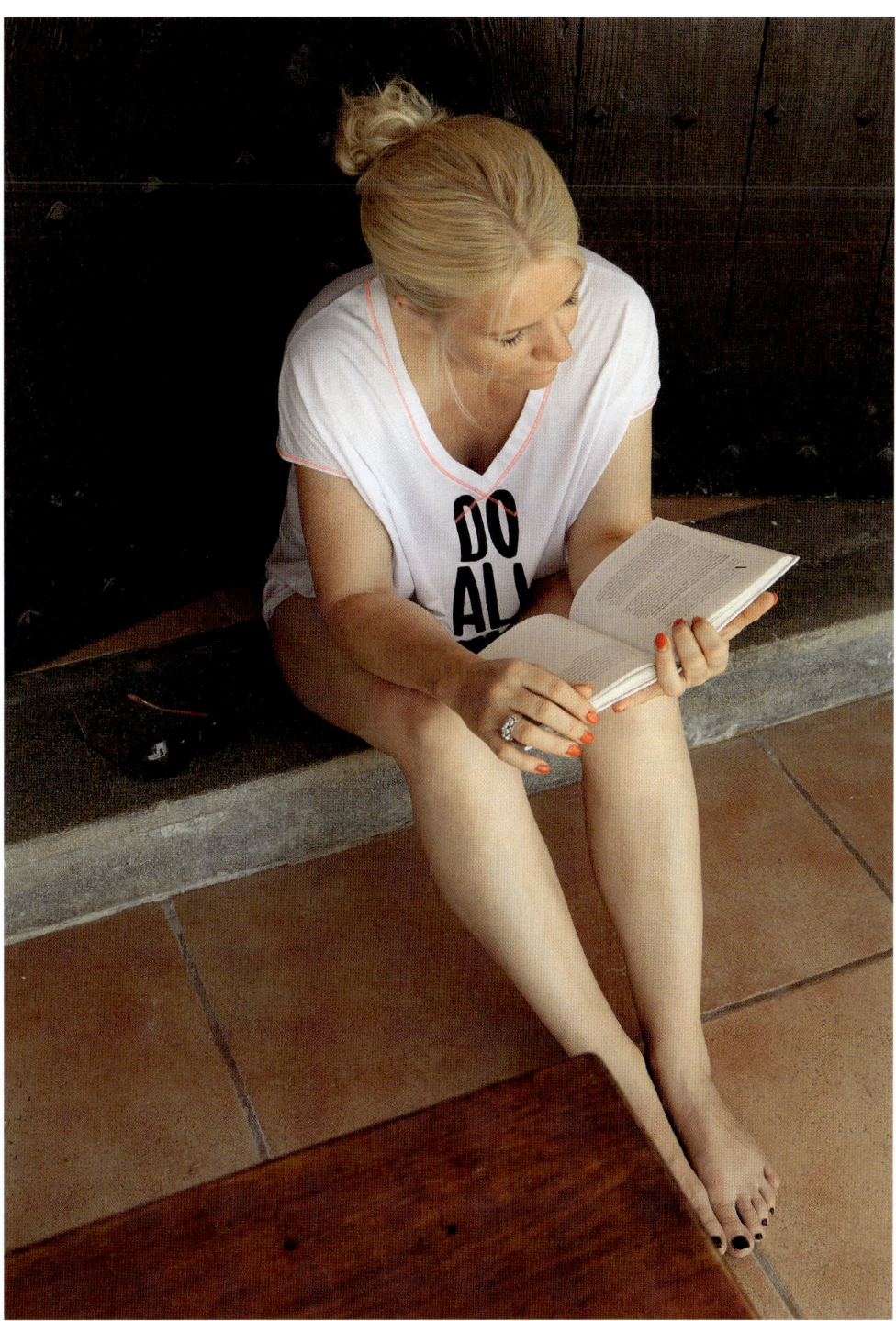

DEM PARTNER MAL WIEDER DANKE SAGEN!

Mein Mann macht mir jeden Morgen einen Kaffee und bringt ihn mir ins Bad. Ist das nicht toll? Ich freue mich wirklich – immer noch – jedes Mal darüber. Aber kürzlich habe ich festgestellt: Ich habe aufgehört, mich dafür zu bedanken. Ein normales Phänomen. Die rosarote Brille bleibt irgendwann in der Schublade. Je länger wir mit unserem Partner zusammen sind, desto eher sehen wir ihn und alles, was er tut, als selbstverständlich an. Eine Studie der kalifornischen Universität Berkley hat mich wachgerüttelt, denn sie besagt: Je mehr Aufmerksamkeit wir unserem Partner schenken und uns selbst für Kleinigkeiten dankbar zeigen, desto länger bleibt die Beziehung (und somit auch wir) gesund. Fangen Sie gleich an, auch wenn es nur dafür ist, dass er das Bad geputzt oder eingekauft hat. Es wirkt Wunder!

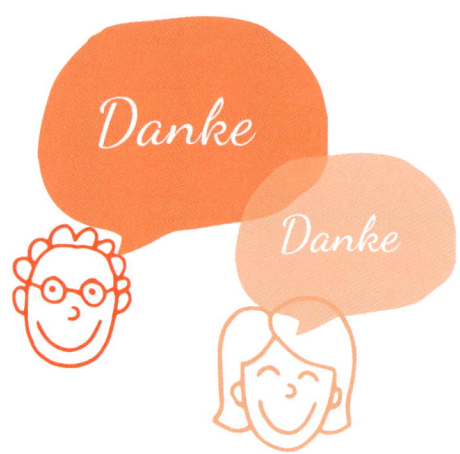

TRAIN YOUR MIND to see the good IN EVERYTHING.

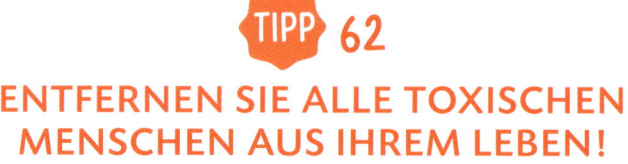

ENTFERNEN SIE ALLE TOXISCHEN MENSCHEN AUS IHREM LEBEN!

Es gibt einen Spruch, der alles sagt: »Don't let other people destroy your inner peace!« Auf Deutsch: »Lassen Sie sich niemals Ihren inneren Frieden durch andere Menschen zerstören!« Wobei das Wort zerstören immer gleich so hart klingt. Aber es stimmt: Gemeint sind die Art von Menschen, die uns durch ihre ungute Art so sehr beeinflussen, dass wir uns nicht mehr wohlfühlen. Sie sind wie ein fauler Zahn. Sind sie um uns, verpesten sie die gesamte Umgebung.

Ich hatte mal so eine Redaktionsleitung: Die Frau war ein Biest und hat mir das Leben zur Hölle gemacht. Nach vorne gelächelt, und kaum war man aus ihrem Büro, hatte man den Dolch im Rücken. Furchtbar! Wenn wir so einer Person auch noch »unterstellt« sind, können wir im Grunde genommen nur noch einpacken und gehen. Glauben Sie mir, mit diesen Menschen kann man auskommen – aber nur auf Kosten der guten Laune!

🔆 DESHALB: ÜBERLEGEN SIE, SCHAUEN SIE IHR ADRESSBUCH DURCH: ALLE PERSONEN, BEI DENEN SIE KEIN HUNDERTPROZENTIG GUTES GEFÜHL HABEN – LÖSCHEN! Auch wenn es esoterisch klingt: Schicken Sie sie auf die Reise, wünschen Sie ihnen ganz ohne Groll viel Glück. Und falls die Person sich weiterhin meldet und Sie treffen möchte, vertrösten Sie sie so lange, bis sie aufgibt. Ab jetzt haben wir nur noch Freunde und Bekannte, die wir ohne Wenn und Aber lieben. Ach so: Ich habe den Job übrigens gekündigt, weil ich keine Schlangen um mich haben möchte – es war ein tolles Gefühl und wurde direkt mit einem neuen Job belohnt!

TIPP 63

MACHEN SIE IHRE EIGENE BUCKET LIST!

Die Bucket List (keine Ahnung, woher der Begriff kommt) ist ein unglaublich wichtiger Tipp, auch wenn er im ersten Moment nicht viel mit Gesundheit zu tun hat. Aber wie wir gelernt haben, sind Freude und Gesundheit ja engste Freunde.

Viele von uns haben Träume oder Ideen, die sie gerne irgendwann verwirklichen möchten. Aber sie halten sie nie irgendwo fest und setzen sie gerade deshalb auch nicht in die Tat um. Wir müssen sie aber aufschreiben, auf unserer ganz eigenen Bucket List. Das ist quasi eine To-do-Liste für Ihr Leben – mit allen Dingen, die Sie unbedingt noch machen wollen. Das können ganz unterschiedliche Dinge sein: Reisen, Sportarten erlernen, ein Buch schreiben (das stand auf meiner Liste!), anderen helfen, was auch immer.

Das Ziel ist es dann wiederum nicht, alle Träume sofort und zu hundert Prozent in die Tat umzusetzen. Es geht darum, nachzudenken, was wir wirklich wollen, und dies dann zu tun. Denn im Alltag geht es unter, wir haben keine Zeit, darüber nachzudenken. Die Tage, Wochen und Monate vergehen, wir verbringen die Zeit mit Arbeiten, Haushalt, Schlafen und Essen – und irgendwann mit fünfzig oder sechzig fällt uns auf, dass wir doch eigentlich mal vorhatten, einen Fallschirmsprung zu machen und Italienisch zu lernen.

💡 ALSO: DAS LEBEN IST KÜRZER, ALS WIR DENKEN, UND ES GIBT NOCH SO VIEL ZU TUN UND ZU SEHEN. LEGEN SIE LOS! Und sollte Ihnen nicht sofort etwas einfallen, beantworten Sie die folgenden Fragen. Dann haben Sie garantiert schon ein paar Punkte auf Ihrer persönlichen Liste.

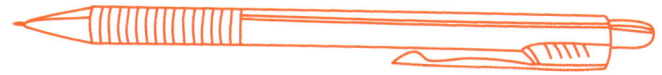

1. Welches Land oder welche Stadt wollten Sie schon immer bereisen?
2. Was war Ihr größter Kindheitstraum?
3. Was würden Sie machen, wenn Sie unendlich viel Zeit hätten?
4. Was würden Sie mit einem Lottogewinn machen?
5. Wenn Sie morgen sterben würden: Was würden Sie in den letzten verbleibenden Stunden machen?
6. Was wollten Sie schon immer mal machen?
7. Was macht Sie glücklich?
8. Gibt es etwas, was Sie mit Ihrer Familie, Ihren Freunden oder Ihrem Partner machen möchten?
9. Was würden Sie gerne an sich ändern?
10. Sind Sie mit Ihrem Job, Ihrer Beziehung und Ihrem Zuhause glücklich?

🔅 **WICHTIG: LIMITS SETZEN, INNERHALB WELCHER ZEIT SIE DIE ZIELE UMSETZEN WOLLEN.** Und: Teilen Sie die Liste auf in kurz-, mittel- und langfristige Ziele. Nicht nur Dinge aufschreiben, die erst im nächsten Jahr passieren können oder lange dauern. Denn Dinge tatsächlich machen und auf der Liste abhaken ist sehr produktiv und motiviert, den Weg weiterzuverfolgen. Wollten Sie beispielsweise schon lange mal wieder einen Brief an Ihre Schwiegermutter schreiben, kann Sie das sehr glücklich machen, obwohl es eine kleine Sache ist – und die Reise in die Ferne muss schließlich erst mal geplant werden.

Auf einer Bucket List kann beispielsweise stehen
➡ Gitarre spielen lernen
➡ Spanisch lernen und dann nach Argentinien reisen
➡ Einen Job finden, der mir Freude bereitet
➡ Endlich einen Sixpack bekommen
➡ Auf den Fernsehturm fahren
➡ Mal wieder mit der Freundin einen Wein trinken gehen

Und dann hängen Sie die Liste irgendwo auf, wo Sie sie häufig sehen – und vervollständigen Sie Ihr Leben, solange Sie es können!

MEINE BUCKET LIST

KURZFRISTIGE ZIELE:

....

....

....

....

....

MITTELFRISTIGE ZIELE:

....

....

....

....

....

LANGFRISTIGE ZIELE:

....

....

....

....

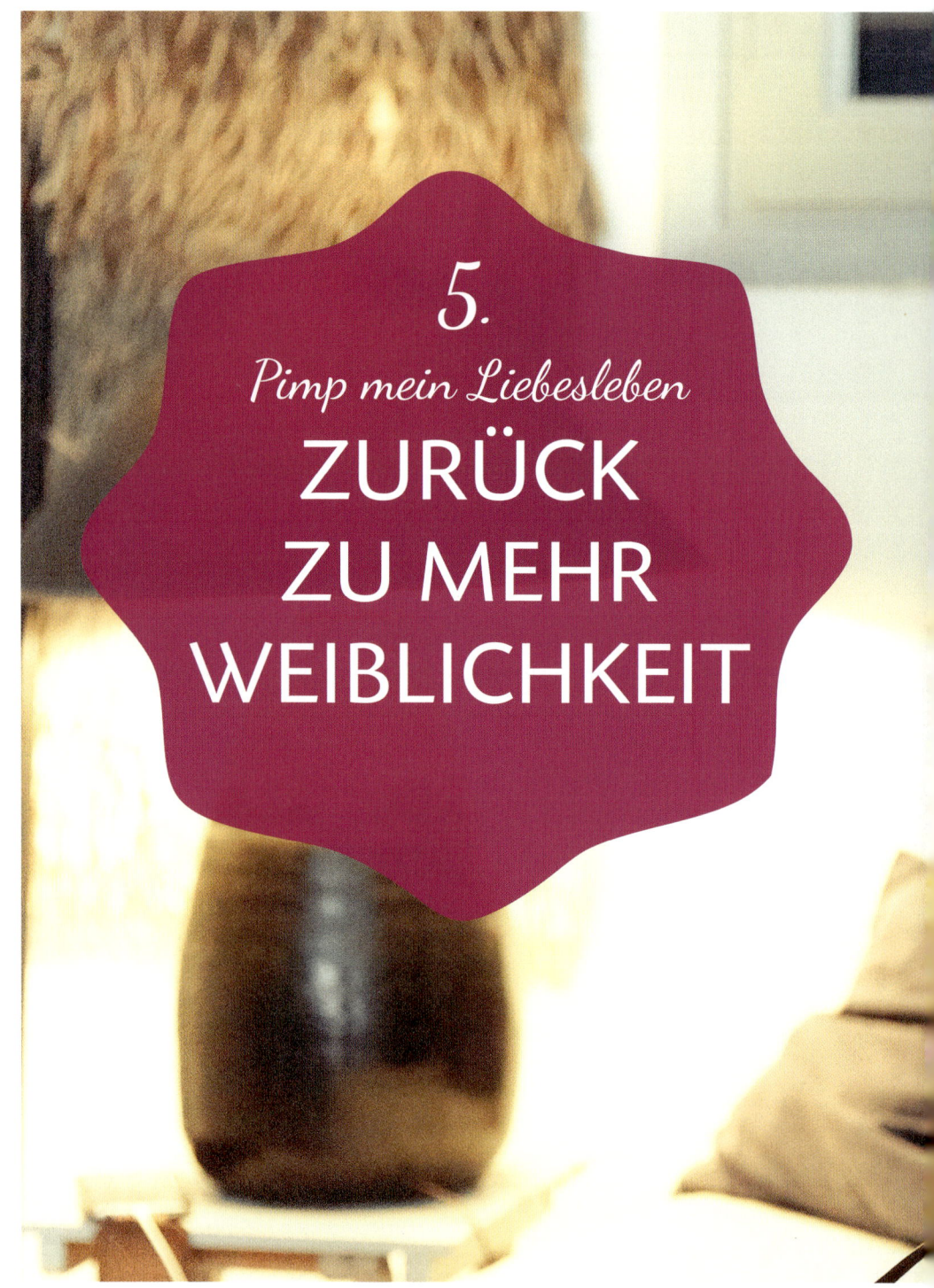

5.

Pimp mein Liebesleben

ZURÜCK ZU MEHR WEIBLICHKEIT

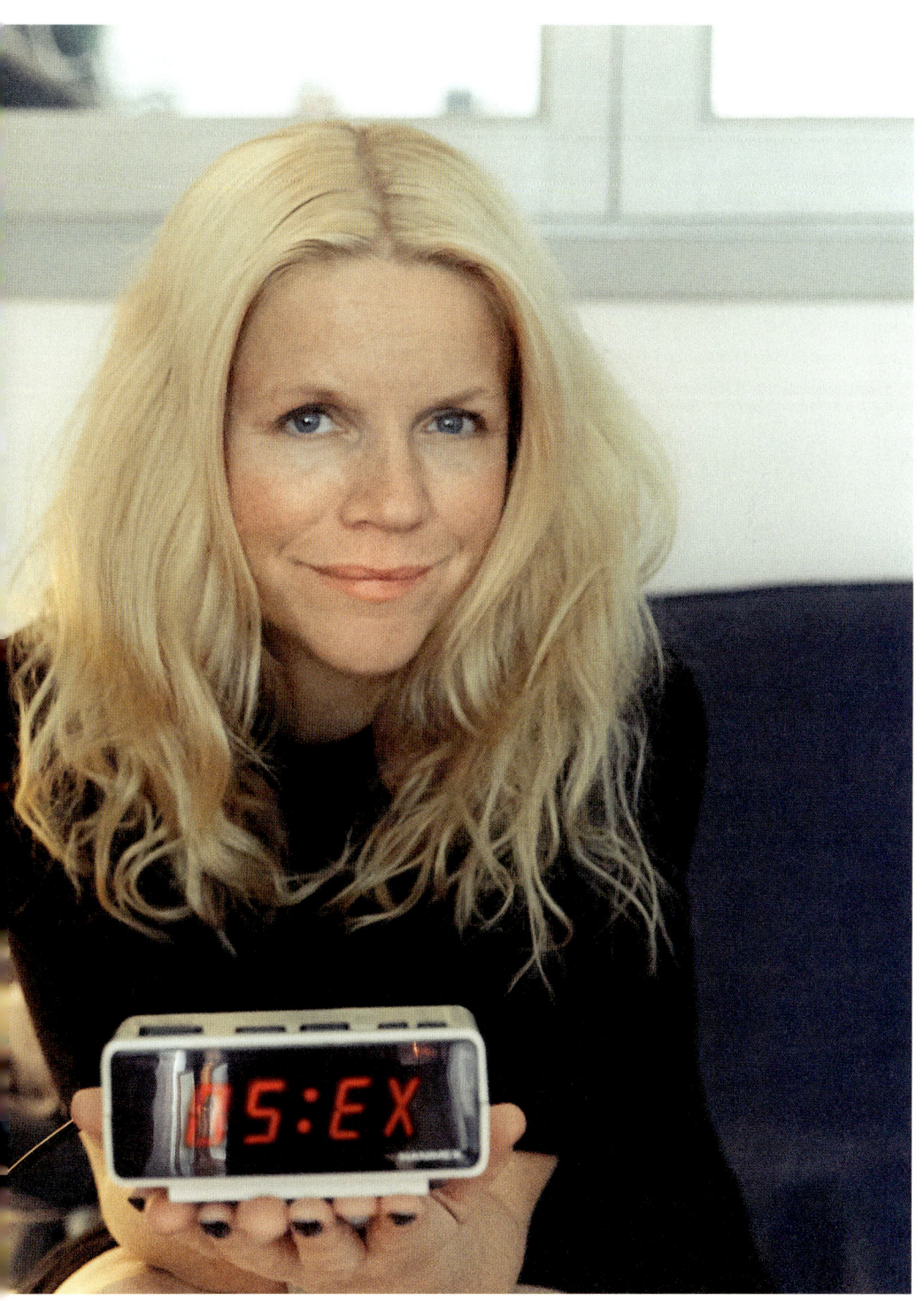

Die Party ist vorbei. Endgültig. Das wurde mir klar, als ich vor ein paar Jahren an einem Samstag um 19.50 Uhr mit dem Kinderwagen auf dem Weg zum Drogeriemarkt war, um Windeln für meine Kinder zu kaufen. Kurz vor dem Eingang des Ladens stolzierte eine Frau an mir vorbei: groß, schlank, blond, Ende zwanzig – im silberfarbenen Kleid mit tiefem Ausschnitt und in Designer-Pieken. Sie kam aus der Bank, im Portemonnaie vermutlich ein Haufen Bargeld für die Nacht ihres Lebens!

Und ich stand mit meinem Kinderwagen ganz still da und dachte: Da geht mein altes Leben vorbei. Ich wollte meinen Kindern zurufen: »Seht, so war Mama früher auch!«

Das war der Moment, in dem ich begriff: Das war's mit der Feierei. Das war's mit dem beschwipsten Geplapper auf dem Nachhauseweg, während die Vögel zwitschernd erwachen. Bis zu diesem Treffen mit der Partyqueen im Silberkleid habe ich jeden Freitag am frühen Abend dieses Kribbeln verspürt: Was wird das Wochenende an Abenteuern für mich bereithalten? Obwohl seit der Schwangerschaft Abenteuer so selten geworden waren wie Pandabären auf Ibiza. Oder eben die ungestörte Zweisamkeit im Bett.

Apropos Bett. Das ist ja auch bei den meisten Menschen kein Abenteuerland mehr. Eher verlassene Dörfer. Da ist die Party auch vorbei. Ich habe mich gefragt: Warum ist das so? Warum verschwindet die Lust? Wo geht die Party hin? Und wie bekommt man sie wieder zurück? Kann doch nicht so schwer sein.

Blöde Tipps dazu habe ich genug gelesen, beispielsweise, man soll Sex an fremden Orten praktizieren, weil die Angst, entdeckt zu werden, das anregend wirkt. Welcher Single hat das denn geschrieben? Wer Kinder hat, hat permanent Angst, erwischt zu werden. Man blickt beim Liebesspiel öfter zur Kinderzimmertür als in die Augen des Partners. Wenn es danach geht, bin ich ein Adrenalin-Tanker.

Aber zurück zum Thema Party im Bett. Meine Lieblingsgeschichte ist die einer Freundin, mit der ich abends in einer Kölner Bar unterwegs war. Julia und ich sitzen am Tresen, als sich ein Mann neben Julia auf einen Barhocker setzt und einen Gin Tonic bestellt. Mitte dreißig, rotblond, Bart. Julia und ich unterhalten uns weiter, bis der Typ ihr plötzlich wie beiläufig auf die Schulter tippt und fragt: »Sag mal, hättest du Lust auf Sex?« Obwohl meine Freundin normalerweise sehr schlagfertig ist, war sie von dieser direkten Anmache kurz überfordert. Sie wusste nicht, sollte sie lachen oder ihm den Gin Tonic in den Schritt kippen. Sie entschied sich für die höfliche Lösung und sagte: »Oh, vielen Dank für das Angebot – aber weißt du, ich bin eher so der romantische Typ, ich stehe darauf, mit einem potenziellen Liebhaber erst mal was essen zu gehen, sich zu unterhalten und so.« Zehn Minuten später tippt der Typ Julia noch mal an und fragt mit breitem Grinsen: »Entschuldige, aber: Hast du vielleicht Hunger?«

Ich bin fast vom Hocker gefallen vor Lachen. Das Hauptproblem in Sachen Liebesleben ist meiner Meinung nach aber doch: Männer und Frauen sind in diesem Bereich sehr unterschiedlich und brauchen komplett konträre Voraussetzungen. Frauen sind wie meine Freundin eben stark romantisch veranlagt. Wir wollen umworben, umschmeichelt, erobert werden. Wir wollen, dass der Mann unseren Körper, Geist und Seele begehrt, uns als Ganzes schätzt und mag. Erst dann steigt die Party im Bett. Erst dann ziehen wir das Fallgitter hoch und lassen die Zugbrücke herunter.

Und gerade bei Müttern spielt noch ein zweiter Aspekt mit rein: Sie müssen den Kopf frei haben, um sich hingeben zu können. »Ist die Wäsche aufgehängt? Die Wohnung gesaugt? Die nächste Woche geplant? Die Kinder im Bett? Gut, dann kann's losgehen!«

An einem unserer Mädelsabende klagte eine über die – O-Ton – »Bettelei nach Sex«, die Männer manchmal draufhaben: »Du kniest am Sonntagvormittag mit dem Staubsauger ungeschminkt auf dem Küchenboden, und dann kommt dein Mann und fummelt dir am Hintern rum. ›Mmmmmh, Schatz … du bist aber auch wieder sexy heute … Willste nicht im Schlafzimmer ein bisschen weitersaugen?‹ Und wundert sich, wenn er zur Antwort kriegt: ›Nein, ich will die verdammte Küche sauber kriegen! Und jetzt hol ich den Mopp und wisch dein Gesabber vom Boden!!‹«

Ich verstehe meine Freundin da voll und ganz. Ich meine, ist ja nett gemeint, so ein Kompliment – aber wann kapieren Männer endlich eins: Frauen wollen und können nur Sex haben, wenn sie entspannt sind. Ist so. Also: Besagte Entspannung muss her – und zwar *bevor* es ins Schlafzimmer geht.

Bei Männern ist das anders. Die können immer! Ein Freund, mit dem ich kürzlich über das Thema sprach, fragte mich bekümmert: »Aber wie soll das gehen mit dem Sex? Meine Frau sagt manchmal: ›Oh, jetzt hätt ich auch mal wieder Lust.‹ Ich spring ins Bad, putz mir die Zähne, Nasendusche, Nachtcreme, komm ins Schlafzimmer – und sie … schläft. Dann will man sie ja auch nicht wecken …«

»Ja«, habe ich gesagt. »Ist besser so.«

To make a long story short – und das ist die Lösung: Sorgen Sie vor! Entspannen Sie sich und pimpen Sie Ihr Liebesleben, damit es gar nicht erst dazu kommt, dass sie wegknickt, wenn Casanova ins Bett springt. Oder dass er ausgerechnet dann Lust hat, wenn sie staubsaugt. Ich zeige Ihnen, wie das geht. Denn neueste Studien zeigen eindeutig: Ein aktives Liebesleben ist der beste Gesundbrunnen der Welt für unseren ganzen Körper. Es hält uns fit, fördert die Durchblutung und sorgt durch die Ausschüttung der Glückshormone für Entspannung. Gesünder geht's nicht, und das auf äußerst angenehme Weise.

PS: Ich schulde Ihnen noch das Ende der Story meiner Freundin Julia in der Bar. Das Beste an dieser Anekdote ist nämlich: Sie fand die zweite Frage, ob sie Hunger hätte, so lustig, dass sie … tatsächlich mitgegangen ist! Punkt für die Herren. Chapeau!

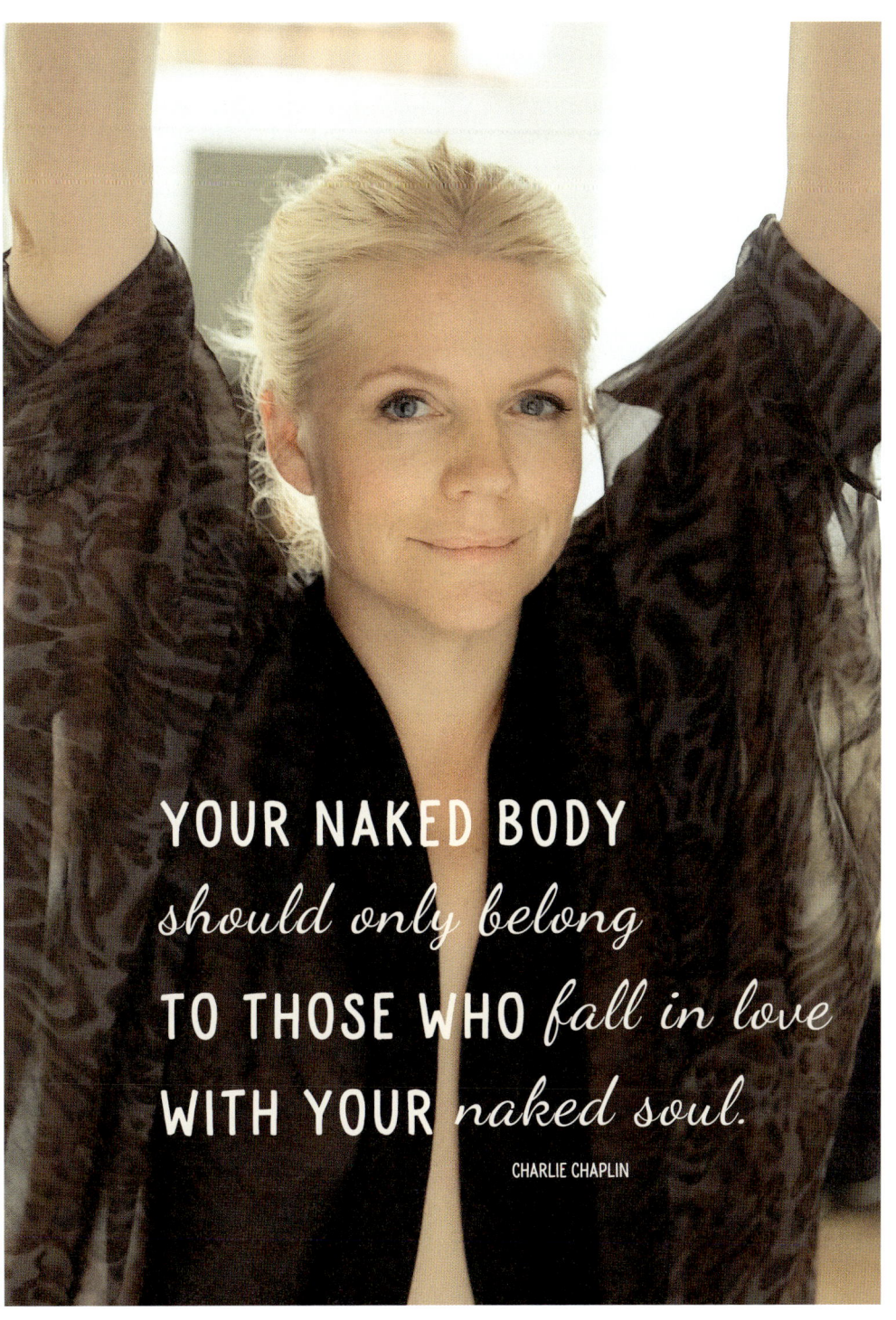

YOUR NAKED BODY
should only belong
TO THOSE WHO *fall in love*
WITH YOUR *naked soul.*

CHARLIE CHAPLIN

TIPP 64

KEIN DRUCK – FÜR DIE GESUNDHEIT!

Liebe Ladys, hier kommen gute Nachrichten für alle Frauen, die schon seit geraumer Zeit erfolglos gegen ein paar Kilos zu viel auf den Hüften ankämpfen. Eine brandneue Studie beweist: Sie sind glücklicher, führen die harmonischere Beziehung und – Sie haben den besseren Sex! Als Antwort darauf, welchen Typ Frauen die Probanden bevorzugten, gaben sie zudem an, eine Frau müsse sich möglichst »weich« anfühlen. Und sie wählten auf Fotos die molligeren Frauen aus.

Ich habe mich sehr gefreut, als ich diese Studie gefunden habe, weil sie auf wissenschaftlichen Ergebnissen basiert und endlich das bestätigt, was ich seit Jahren aus Gesprächen mit so einigen Herren herausgefiltert habe – obwohl Frauen ständig und hartnäckig das Gegenteil denken. Männer stehen nicht auf raspeldürre, knochige Magermodels, sondern auf Frauen mit gesunden Rundungen! Wie immer bestätigen Ausnahmen die Regel – aber diese Ausnahmen können wir getrost links liegen lassen.

Dass Frauen diesem Irrglauben aufgesessen sind, ist allerdings auch kein Wunder: Angesichts der mageren Frauen, die einem die Frauenzeitschriften der Nation Monat für Monat vor die Nase halten, bekommen wir natürlich das Gefühl, nicht der Norm zu entsprechen. Wenn mein jeweiliger Freund – Jahrzehnt für Jahrzehnt – mir dann weismachen wollte, er fände mich sexy, habe ich das für eine Notlüge gehalten, quasi als Mittel zum Zweck. Im Nachhinein müsste ich mich wohl eigentlich für diese Unterstellung entschuldigen. Die Forscher des Münchner Helmholtz-Instituts haben in ihrer Studie eindeutig herausgefunden, dass mollige Frauen das erfülltere Sexleben haben. Das belegt auch eine weitere Studie aus Hawaii. Die hat ermittelt, dass unter siebentausend Probanden die fülligen Damen den meisten Sex haben.

Das Ergebnis beruht auf zwei Tatsachen: Einerseits waren rundere Frauen aus Evolutionssicht die »sicherere (weil gesunde) Bank« für garantierten

Nachwuchs – das ist in männlichen Gehirnen noch verankert. Und zweitens sind wir Frauen mit mehr Rundungen deutlich ausgeglichener und entspannter – und haben deshalb mehr Spaß am Sex. Allerdings nur so lange, wie wir uns keinen Druck machen und die besagten Rundungen uns kein Dorn im Auge sind. Dann nimmt die Qualität des Liebeslebens nämlich wieder ab. Also: Natürlich ist es für unsere Gesundheit wichtig, die Rundungen nicht ausufern zu lassen – aber wir können uns entspannt zurücklehnen und genießen!

Ach, und übrigens gilt das Ganze umgekehrt: Füllige Männer, insbesondere die mit Bäuchlein, machen Frauen im Bett glücklicher, weil sie länger durchhalten. Das wiederum haben Forscher der türkischen Universität Kayseri herausgefunden. Grund: das weibliche Sexualhormon Östradiol, das für ein gesteigertes Durchhaltevermögen beim Liebesspiel sorgt. Von diesem Hormon besitzen »dickere« Männer einen höheren Anteil, und deshalb sind sie im Schnitt mindestens fünf Minuten länger »standfähig«. Immer noch kein Grund, sich einen Bierbauch anzutrinken – aber als Gag auf einer Party sicher hilfreich, um die männliche Sixpack-Konkurrenz zu irritieren.

HIGH HEELS VERBESSERN DAS LIEBESLEBEN

Orthopäden der Nation bitte mal weghören: Ja, ja, wir wissen, dass High Heels in der Tat Gift für die Gelenke sind und eine einseitige Belastung der Füße bewirken – aber gegen ein bis zwei Abende pro Woche auf hohen Absätzen ist überhaupt nichts einzuwenden. Im Gegenteil – sie haben sogar diverse Vorteile für die Gesundheit – und für unser Liebesleben! Der Grund: Wer auf High Heels durch die Gegend stöckelt, verbessert die Kontraktionskräfte der Beckenbodenmuskeln und erhöht damit das Lustempfinden. Denn je besser der schlingenförmige »Lustmuskel« an- und entspannt werden kann, desto schneller kommen die Frauen zum Höhepunkt. Und desto lustvoller wird wiederum natürlich das Liebesspiel. Das hat die italienische Urologin und bekennende Stiletto-Liebhaberin Maria Cerruto in einer groß angelegten Studie der Universität Verona herausgefunden.

Eigentlich wollte die Wissenschaftlerin Cerruto mit ihrer Untersuchung Frauen helfen, die unter Inkontinenz leiden. Aber der zweitwichtigste Aspekt ihrer Ergebnisse ist für unser Liebesleben eine sensationelle Nachricht: die Tatsache, dass eine durch High Heels trainierte Muskulatur im Unterleib für mehr Lust und bessere Orgasmen sorgt. Für ihre Untersuchung stellte die Ärztin Frauen mit unterschiedlich hohen Absätzen auf eine Vibrationsplatte, um elektronisch die Aktivität der Muskulatur zu messen. Und dabei stellte sie fest, dass der Beckenboden sich bei etwas höherem Schuhwerk anspannt und die Muskulatur gestärkt wird. Damit konnte sie den Beweis liefern, dass das Tragen von High Heels spezielle Übungen für den Beckenboden ersetzen kann. Die macht schließlich niemand gern. Ich erinnere mich noch an den Rückbildungskurs nach meiner ersten Schwangerschaft, in dem uns die Kursleiterin mit einer bemerkenswerten Unverfrorenheit und den Worten anleitete: »So, und nun anspannen und entspannen – als würden wir mit unserer Scheide Gras zupfen!« Ich habe sofort den Kurs verlassen. Hätte es damals schon die Studie von Cerruto gegeben – ich

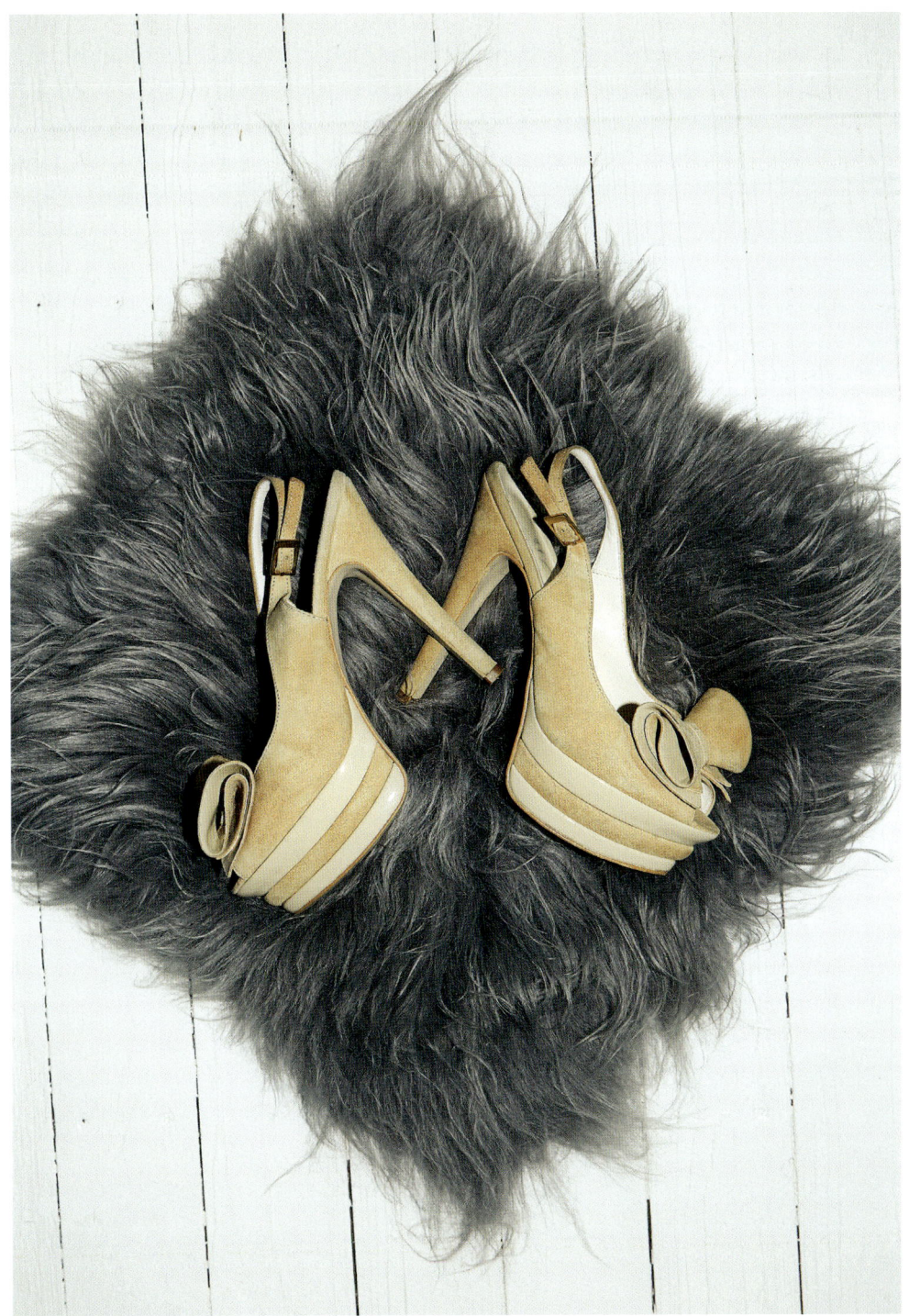

hätte mir viele nervige graszupfende Stunden erspart. Auf High Heels trainieren wir quasi, ohne dass wir es merken. Wichtig: Mörderabsätze helfen nicht – dann verkrampfen wir, was das Gegenteil bewirkt. Ca. fünf Zentimeter sollten die Absätze hoch sein und den Fuß in einem 15-Grad-Winkel halten. Dann sind die Muskeln unseres Beckenbodens in optimaler Position

Ganz nebenbei haben High Heels natürlich noch ein weiteres Plus für mehr Sexyness: Bei Männern wirken lange Beine und hohe Absätze Wunder. Wie das kommt? Die Beine wirken schlanker, durch das leichte Hohlkreuz werden Busen und Po betont, das Stöckeln zieht Aufmerksamkeit auf sich, und die vermeintliche weibliche Unsicherheit auf hohen Schuhen vermittelt dem Mann Hilflosigkeit und weckt den Beschützerinstinkt. Ja, und all das finden Männer sexy!

Ach so, und: Sollten die Füße nach der durchtanzten Nacht doch schmerzen, helfen garantiert diese Tipps:

➻ Innensohlen aus Leder
➻ Vorn Gel-Pads aus der Drogerie einlegen
➻ Zwischendurch oder nach dem Tragen eine sogenannte Spiralmassage durchführen (Fuß vorne und hinten greifen und wie ein Handtuch »auswringen«)

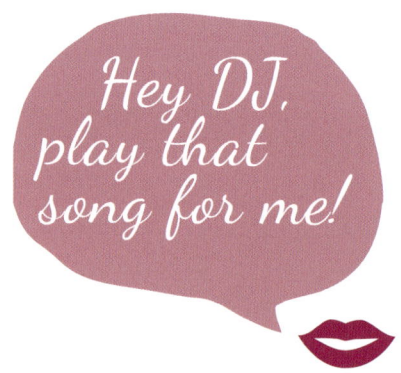

TIPP 66

SCHÄFERSTÜNDCHEN AUF DEN MORGEN VERLEGEN

Es ist natürlich nicht einfach: Abends, wenn alles erledigt ist und die Kinder schlafen, ist häufig die einzige Möglichkeit für ein Rendezvous im Schlafzimmer. Das Problem vieler Paare ist aber: Wenn die Abendstunden gekommen sind, schaffen wir es gerade noch, die Zahnbürste die erforderlichen drei Minuten in der Hand zu halten. Und nicht nur das Energielevel ist abends am niedrigsten, sondern auch der Hormonspiegel von Testosteron & Co., der für die Lust zuständig ist. 97 Prozent aller Frauen gaben bei Befragungen an, wegen abendlicher Müdigkeit Schlaf statt Sex zu bevorzugen.

Aber es gibt eine Lösung: Warten Sie nicht bis zum Ende des Tages – lieben Sie am Morgen! Stellen Sie den Wecker eine halbe Stunde (oder wie lange Sie auch immer brauchen) früher und profitieren Sie vom höheren Energiepegel. Ganz nebenbei führt das beim Liebesspiel ausgeschüttete Kuschelhormon Oxytocin zu einer stärkeren Bindung an Ihren Partner.

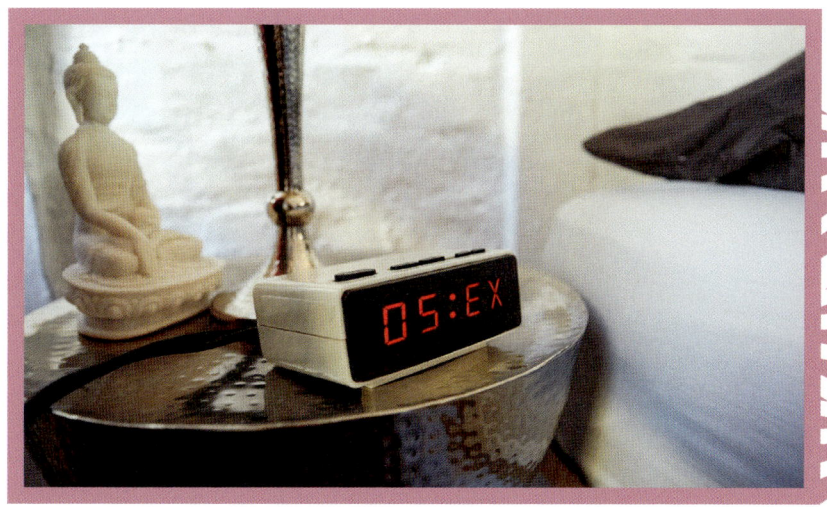

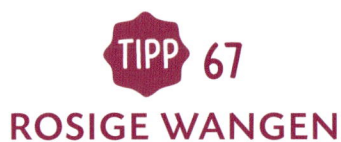
ROSIGE WANGEN

Rouge auftragen! Was soll das denn für ein Gesundheitstipp sein? Um das zu verstehen, muss man etwas weiter ausholen. Das Rotfärben der Wangen ist ja ursprünglich entstanden, um den Mann auf subtile Art und Weise zu verführen, wussten Sie das? Rote Apfelbäckchen suggerieren ihm nämlich: Ich finde dich toll – und zwar so sehr, dass ich durch die gesteigerte Durchblutung vor Erregung ganz rote Wangen habe. Und das finden Männer wiederum aufregend – ursprünglich natürlich mal wieder ganz im Sinne der Fortpflanzung. Deshalb findet der Mann die Frau dann erotisch. Zusätzlich stehen eine gute Durchblutung und rosige Wangen für Gesundheit, was für die Fortpflanzung auch immens wichtig ist. All diesen Assoziationen können Männer einfach nicht widerstehen. So ist das traditionelle Auftragen von Rouge entstanden – weil Frauen dies unbewusst verstärken wollten.

Tatsächlich kam in aktuellen Studien raus, dass sowohl Männer als auch Frauen nichts so sexy finden wie rosige Wangen. Mehr Make-up braucht es nicht. Und sollte mal keins zur Hand sein, wenn der Traummann beim Bäcker in der Schlange vor uns steht: Mehrmals in die Wangen kneifen oder klopfen – es gibt kein besseres Rouge!

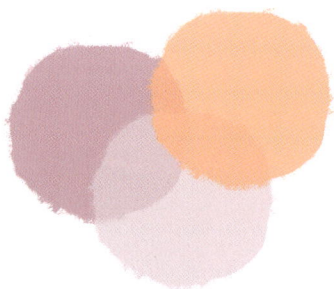

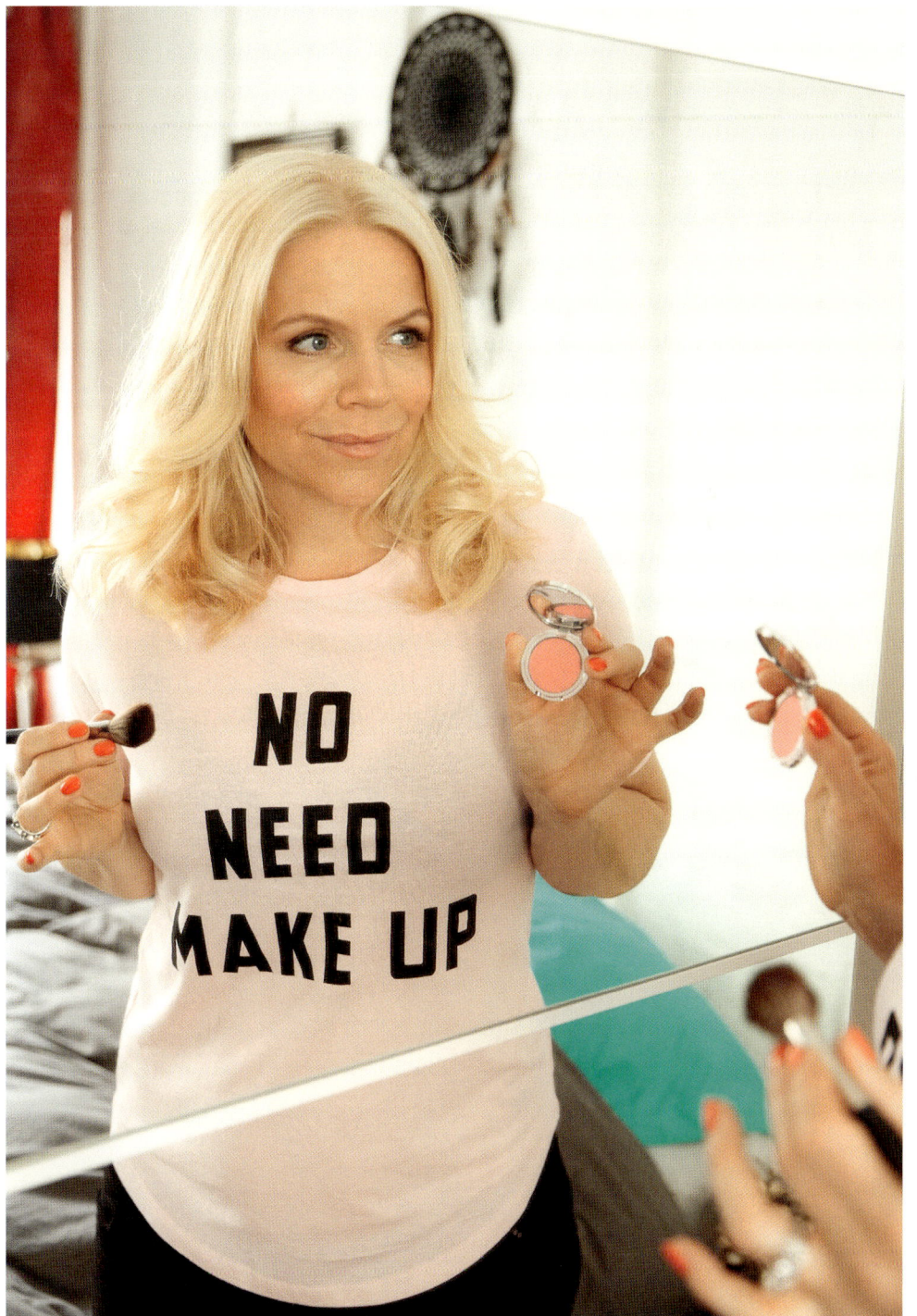

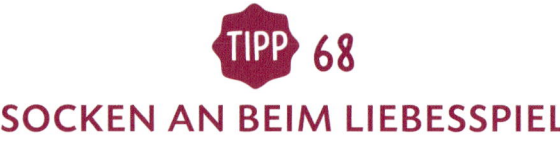

TIPP 68

SOCKEN AN BEIM LIEBESSPIEL

Manchmal frage ich mich, wer um Himmels willen so manche Studien beauftragt. Diese ist so eine. Wissenschaftler der niederländischen Universität Groningen haben nämlich herausgefunden: Werden beim Liebesakt Socken getragen, erhöht dies die Chancen von Frauen auf einen Orgasmus um 30 Prozent! Ich konnte das zuerst nicht glauben – man sollte ja meinen, dass eher das Gegenteil der Fall ist. Und tatsächlich: Männersocken turnen ganz klar ab.

Bei Frauen aber sieht die Sache anders aus. Frauen müssen sich, um guten Sex zu haben, in ihrer Umgebung wohlfühlen. Ich habe in der Einleitung schon einiges dazu geschrieben. Sind nun aber beispielsweise die Füße kalt, aktiviert der Körper den Teil unseres Gehirns, der für Angst und Gefahr zuständig ist – ein absoluter Orgasmus-Killer! Wer dagegen warme Füße hat, und sei es mithilfe kuscheliger Socken, fühlt sich wohl und entspannt sich. Das Gefühl der Geborgenheit schüttet die richtigen Hormone aus. Und so steht einem gesundheitsfördernden Orgasmus nichts mehr im Wege.

Die Männer dürfte dies ebenfalls nicht stören, im Gegenteil: Viele sind ausgesprochene Fußfetischisten (das liegt daran, dass die Hirnareale für Genitalien und Füße direkt nebeneinanderliegen und somit gleichermaßen für Erregung sorgen!) und empfinden das Tragen von Söckchen als durchaus anregend.

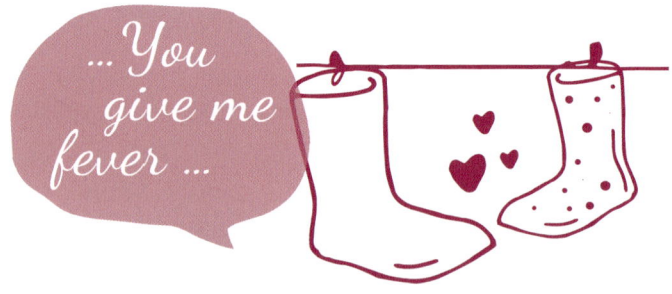

HORMONYOGA FÜR DEN BECKENBODEN

Als die Einladung in mein Mail-Postfach flatterte, musste ich zugegebenermaßen etwas lachen: »Mit dem ganzheitlichen Hormonyoga wieder zu mehr Energie & Liebesleben in den Wechseljahren!« stand im Betreff. Aber ich fand es immerhin so lustig, dass ich mich damit beschäftigt habe. Die brasilianische Methode vereint Elemente aus verschiedenen Yoga-Richtungen mit dem Ziel, den alltagsgeplagten Hormonspiegel wieder ins Gleichgewicht zu bringen. Die Übungen wirken auf Eierstöcke, Schilddrüse, Hirnanhangsdrüse (Hypophyse) und Nebennieren – mit der Übung »So-Ham« finden wir zurück zu innerer Ruhe und stärken die Libido.

➼ Im Schneidersitz, alternativ auf den Fersen oder auf einem Stuhl sitzend, die Arme auf den Oberschenkeln ablegen. Unsere Handflächen weisen nach oben, der Nagel des Zeigefingers berührt das Wurzelgelenk des Daumens (Jnana-Mudra-Haltung).
➼ Einatmen, einen Arm so hochheben, dass die Hand etwa in Augenhöhe vor dem Körper ist, und dabei ein langes »So« summen.
➼ Beim Ausatmen die Position der Arme wechseln und dabei »Ham« summen.
➼ Diese Bewegung im Fluss so oft wiederholen, wie wir möchten – und im Anschluss die veränderte Atmung spüren.

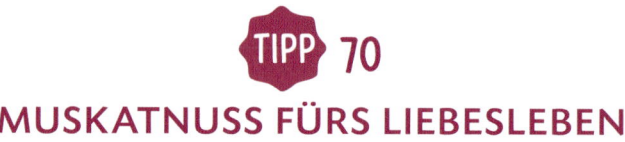

MUSKATNUSS FÜRS LIEBESLEBEN

Muskatnuss. Das unsinnigste Gewürz der Welt, habe ich immer gedacht. Aber ich hatte immer etwas davon da und habe sie hier und da mal über das ein oder andere Gericht gerieben. Allein schon, um mir selbst zu gratulieren, ich könne schon mehr als nur Miracoli-Küche. Dann las ich irgendwann eine Publikation darüber, dass ausgerechnet die langweilige Muskatnuss ein Aphrodisiakum, also ein libidosteigerndes Mittel sein soll. In vielen arabischen Ländern würden Männer sogar das Gewürz über den Tag kauen, um ihre Potenz zu fördern und das Liebesspiel zu verlängern. Und tatsächlich ist Muskatnuss auch in einigen anregenden Düften vorhanden. Durch das Phenylpropanoid Myristicin bewirkt es eine Förderung der Lust, weil die darin enthaltenen ätherischen Öle die Sinne reizen und die Nerven sensibilisieren. Für eine berauschende Wirkung braucht man allerdings eine größere Menge. Also, immer rein ins Essen mit der Muskatnuss.

💡 ABER ACHTUNG: AB VIER BIS FÜNF GRAMM, DAS ENTSPRICHT ETWA EINER GANZEN NUSS, KÖNNEN VERGIFTUNGSERSCHEINUNGEN IN FORM VON HALLUZINATIONEN AUFTRETEN. Also bitte nicht übertreiben. Es dürfte aber eh schwierig werden, eine komplette Nuss ins Essen zu reiben. Das schmeckt dann nämlich übehaupt nicht mehr.

Für noch mehr Liebe hier entlang – weitere Aphrodisiaka:
Austern, Bananen, Champagner, Chili, Eier, Erdbeeren, Feigen, Granatapfel, Hummer, Ingwer, Kaffee, Kardamom, Kaviar, Knoblauch, Muscheln, Muskat, Rettich, Rosmarin, Safran, Schokolade, Sellerie, Spargel, Trüffel, Vanille, Zimt

WENIGER SEIFE IST MEHR

Hach und schon wieder so ein heikles Thema: die Intim-Pflege! Aber keine Angst, ich erspare Ihnen unangenehme Anekdoten, die mir Mitmenschen im Laufe der Zeit erzählt haben. Manche Kolleginnen sind da ja völlig schamlos: Kommen morgens ins Büro, ziehen die Jacke aus und sagen im Vorbeigehen in die Runde: »Mannomann, ich hab ja wieder meine Tage – musste heute schon drei Mal den Tampon wechseln!« Als würden sie vom samstäglichen Supermarkt-Besuch erzählen! Fehlt eigentlich nur noch, dass sie ein Foto davon bei Facebook posten. Too much information!

Andererseits ist es manchmal auch lustig, darüber zu sprechen. Ich werde nie vergessen, als in meiner Rettungsdienst-Ausbildung das Thema Gynäkologie dran war und wir darüber sprachen, wie stark vaginale Blutungen bei welchem Krankheitsbild sein können. Mein Mitstudent Clemens stellte eine zugegebenermaßen etwas dümmliche Frage, woraufhin die Lehrerin dieser Unterrichtsstunde, eine anthroposophische Hebamme, zu ihm sagte: »Aber Clemens! Versetzen Sie sich doch bitte mal in die Lage einer Scheide …«

Wie auch immer: Trotzdem, ohne allzu viele Details ein Tipp, den wir unbedingt beachten sollten: Unterwäsche aus Synthetik, Slipeinlagen und alkalische Seifen zerstören den Säureschutzmantel und fördern unangenehme Gerüche, da der pH-Wert unserer Haut im Laufe des Tages von fünf auf neun bis zehn steigt, also ohnehin immer alkalischer wird. Wenn die säureliebenden »Türsteher« nun auch noch durch zu viel Seife außer Gefecht gesetzt werden, haben unerwünschte Erreger ein leichtes Spiel. Infekte und Körpergeruch sind die Folge. Also, auch im Intimbereich gilt: Nicht zu viel Duschgel verwenden! Ganz nach dem altbekannten Motto: »Wer seift, der stinkt.« Besser ist klares Wasser oder eine milde, saure Seife.

TIPP 72

ÄTHERISCHE ÖLE GEGEN DIE BETTFLAUTE

Keine Frage, die Umgebung hat einen starken Einfluss auf unsere Stimmung. Wenn man beispielsweise ein Lovebird-Wochenende zu zweit gebucht hat, und das Zimmer ist eingerichtet wie eine Jugendherberge – mit dem dazugehörigen Mief –, werden wir vermutlich nicht gleich ins Bett stürzen und übereinander herfallen. Gerade der Geruch spielt eine große Rolle. Die entgegengesetzte Wirkung erreichen wir beispielsweise über ätherische Öle, deren Wirkung auch wissenschaftlich erwiesen ist. Die Aromen dieser Öle beeinflussen Geist und Körper. Manche wirken entspannend, manche eher anregend. Warum das so ist, haben Forscher unter die Lupe genommen: Ätherische Öle haben eine enge Verwandtschaft mit den körpereigenen Hormonen. Ihre Duftmoleküle treffen beim Einatmen auf die Nasenschleimhaut, wo sich Millionen Riechzellen und Flimmerhärchen befinden. Sie werden in einen elektrischen Impuls umgewandelt, der ins limbische System weitergeleitet wird. Und dort reguliert der Körper Funktionen wie Atmung, Körpertemperatur oder Verdauung, speichert Gefühle und Erinnerungen. Abhängig vom jeweiligen Duftstoff werden bestimmte Hormone ausgeschüttet. Vor diesem Hintergrund versteht man auch, dass im limbischen System die Schaltzentrale dafür sitzt, ob man jemanden »riechen kann« – oder eben nicht.

💡 **WOLLEN WIR ALSO DIE LIBIDO ANKURBELN,** wenn Alltag, Stress oder die lieben Kleinen uns mal wieder die Zeit zu zweit im Schlafzimmer verhageln,

STIMULIEREN DREI DÜFTE ERWIESENERMASSEN UNSERE SINNE:
1. Frangipani – die Blüten einer tropischen Giftpflanze mit intensivem Duft
2. Champaca – eine Magnolienart, auch Parfümbaum genannt
3. Jasmin – aus der Familie der Ölbaumgewächse mit sinnlichem Aroma

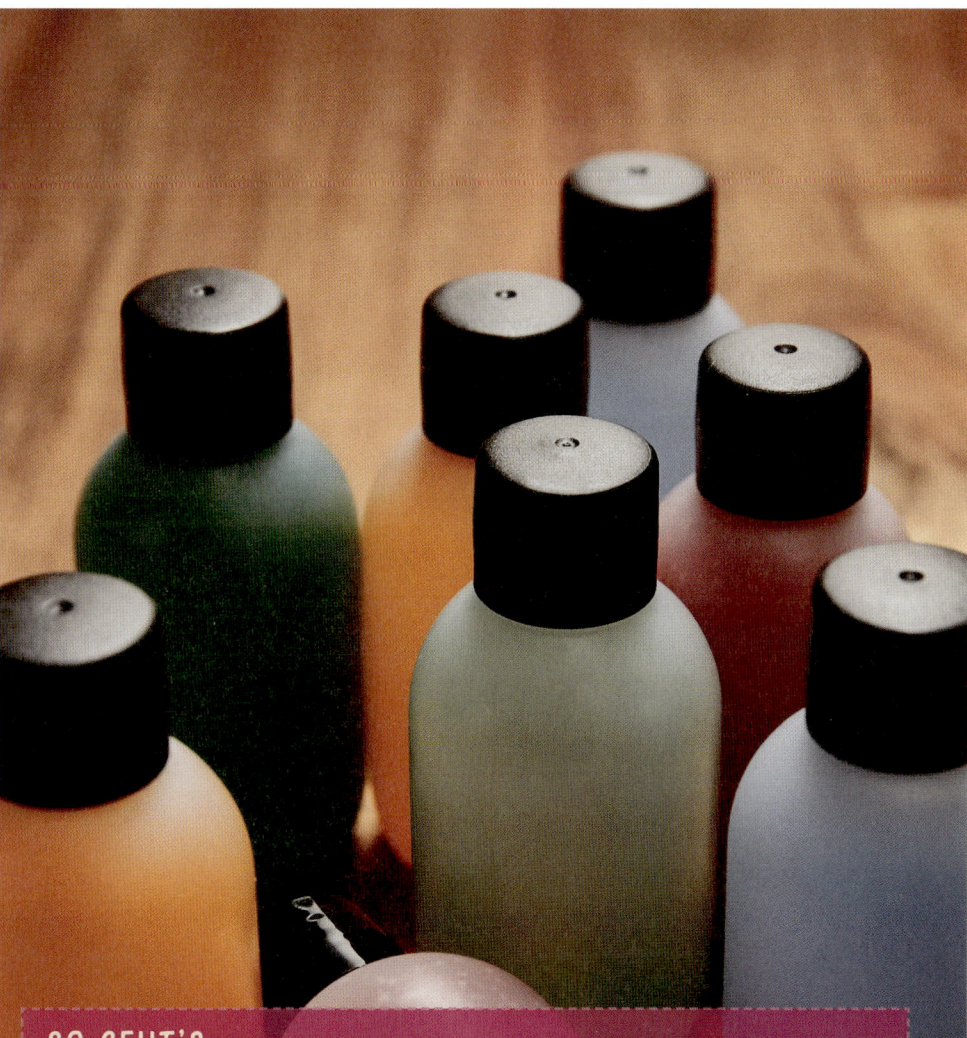

SO GEHT'S

tröpfchenweise (nicht überdosieren!) nach Anleitung. Und Achtung: Schwangere, Stillende und Kinder sollten ätherische Öle nicht anwenden. Bei Vorerkrankungen bitte den Arzt fragen. Manche dieser Öle können lichtempfindlich machen, vor allem bei Überdosierung sind zudem Allergien oder Hautreizungen möglich.

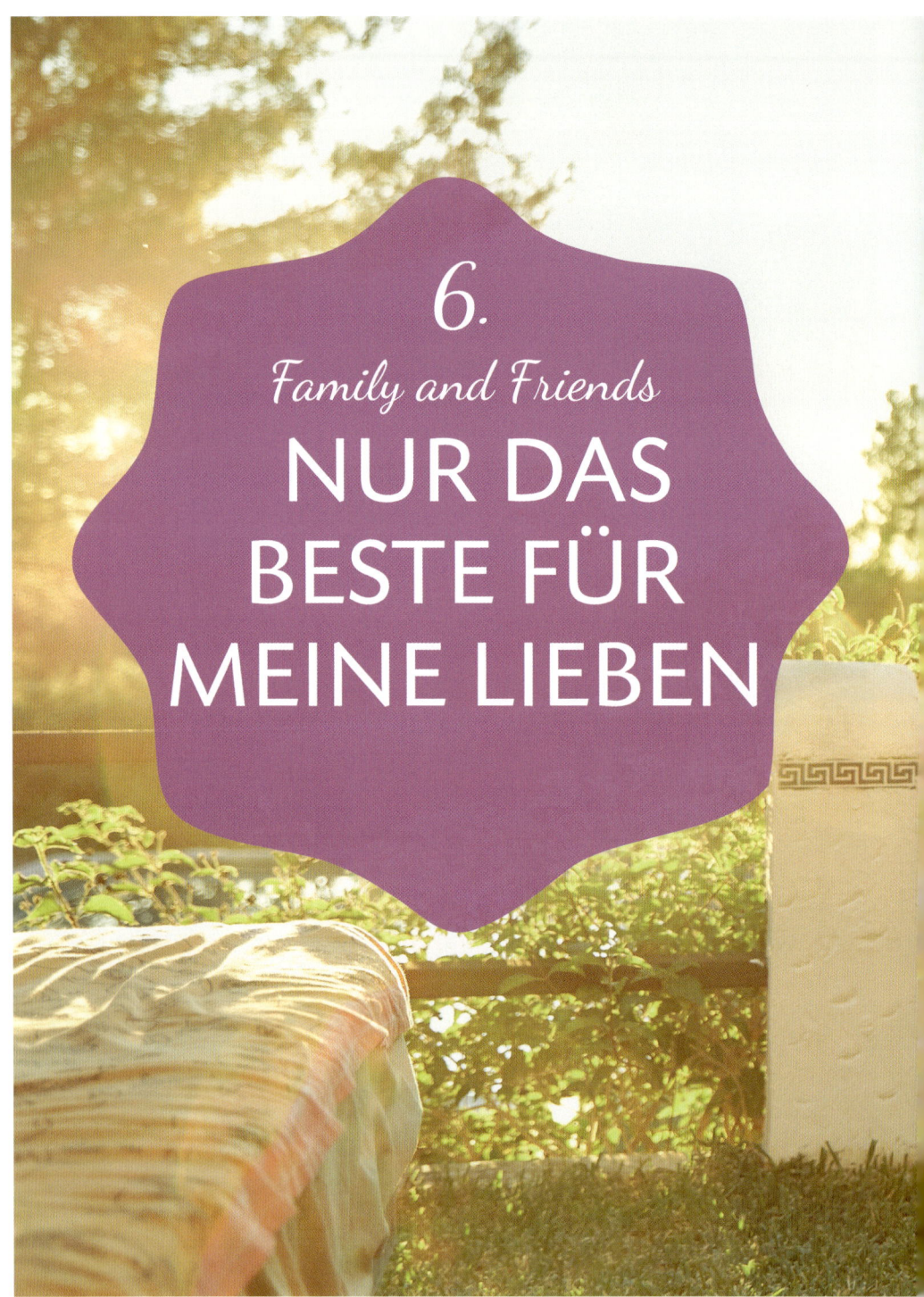

6.

Family and Friends

NUR DAS BESTE FÜR MEINE LIEBEN

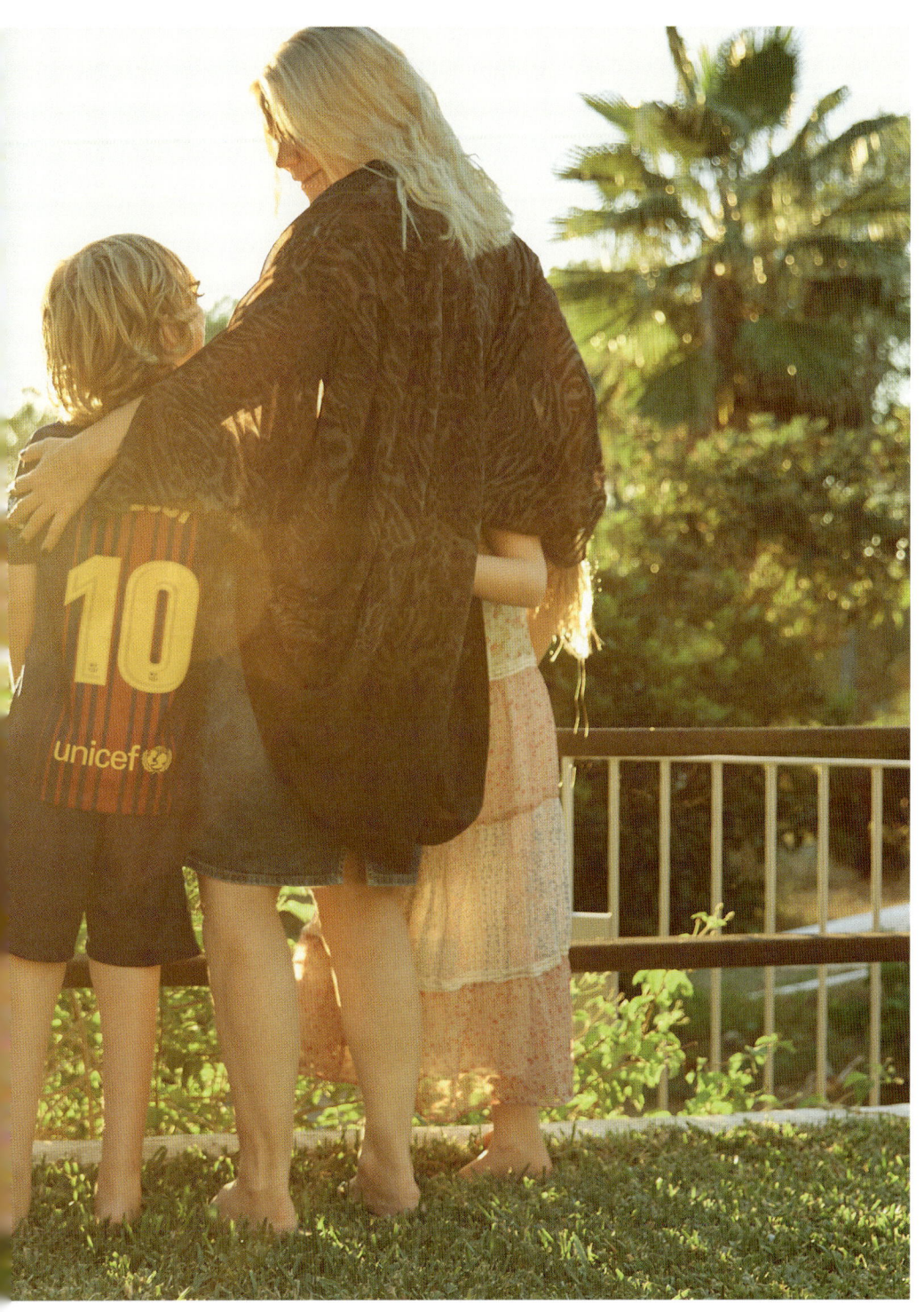

ch gestehe Ihnen jetzt mal was: Wenn ich nach zwei anstrengenden Tagen in Berlin für den Dreh vom Frühstücksfernsehen (Anreise am Vortag, 4 Uhr Weckerklingeln am Sendungstag, 5.30 Uhr Maskenzeit, Live-Sendung und dann Rückfahrt aus Berlin) wieder bei meiner Familie in Hamburg eintrudele, bin ich oft so erschöpft, dass ich den Kindern nur noch eine Fertigpizza in den Ofen schiebe. Und dann ab vor den Fernseher. Die Kinder lieben es natürlich – für sie ist es der schönste Abend der Woche. Aber ich weiß: Das ist Krieg pur für unsere Zellen! Und ich stehe jedes Mal vor dem Spiegel und frage mich: »Komme ich dafür in die Hölle?« Ich hoffe nicht. Obwohl die Hitze dort unten gut wäre, um die ganzen Giftstoffe wieder auszuschwitzen.

Und sollte ich tatsächlich Glück haben und das Jüngste Gericht begnadigt mich: Schlägt statt der Hölle dann die Fettleber zu? Oder Diabetes? Von dem mein erkrankter Vater mal sagte: »Ganz ehrlich, diese Krankheit wünsche ich meinem ärgsten Feind nicht!« Und er wünscht seinen Feinden einiges.

Sowohl aus eigener Erfahrung als auch durch viele Gespräche mit Ärzten kann ich sagen: Es ist total okay, sich manchmal kleinen Sünden hinzugeben. Manchmal. Eine Pizza alle vierzehn Tage ist in Ordnung. Täglich eine XXL-»Quattro Stagioni« mit extra Käse eher nicht. Und diese Faustregel lässt sich auf alles anwenden, was gemeinhin nicht als gesund gilt. Der Körper steckt kleine »Ausrutscher« locker weg. Das ist doch ungemein beruhigend, oder?

Abgesehen von der gelegentlichen Tiefkühlpizza ist es der Mehrheit der weiblichen Familienoberhäupter ein großes Anliegen, für die Gesundheit und das Wohlergehen der kompletten Familie – und eigentlich aller Lebewesen um uns herum – zu sorgen. Egal, ob es um das hustende Kleinkind, den wegen eines Mückenstichs brüllenden Ehemann, unsere unter Kreuzschmerzen leidenden Eltern, die schwerhörige Schwiegermutter, Hund, Wellensittich, Schildkröte, Freunde oder Arbeitskollegen geht: Wir Frauen wollen, dass es allen, wirklich *allen* gut geht. Und danach erst kommen wir.

Mal ernsthaft, es ist doch so. Im Gegensatz zu vielen Männern ist uns eben durchaus bewusst: Da laufen noch mehr Lebewesen im Haus herum. Beim Mann kann die komplette Familie vom Norovirus ausgeknockt auf der Couch hängen und er sagt: »Ich geh dann mal zum Sport, bin in zwei Stunden wieder da, ja?« Okay, okay, ich höre die Aufschreie mancher treusorgender Familienväter: Ausnahmen bestätigen wie immer die Regel!

Wir Frauen sind aber von Natur aus auf das Wohl der Familie bedacht. Das ist evolutionsbedingt in unser Erbgut einzementiert und aus uralten Zeiten übrig geblieben. Denn während der Mann jagen ging, um das Abendessen – oder die Affäre – sicherzustellen, hat die Frau dafür gesorgt, dass die Nachkommen satt und gesund am Feuer schlafen. Das ist aus uns einfach nicht rauszubekommen.

Ich habe es neulich erst wieder bei einem eigentlich ganz gemütlichen Abendessen mit meiner Familie gesehen: Das Essen stand dampfend auf dem Tisch, und was war meine erste Handlung? Klar, ich habe den Kindern das Essen auf die Teller getan, Schnitzel kleingeschnitten, Kartoffeln zerdrückt, das umgestoßene Wasserglas wieder gefüllt und die Reste vom Tisch aufgewischt. Als ich mir dann selbst das erste – kalte – Stück Schnitzel in den Mund hob, schob mein Mann seinen komplett leeren Teller von sich: »Mmmh, war das wieder lecker!« Zu seiner Ehrenrettung muss ich sagen, dass er gekocht hatte.

Unsere weibliche Umsicht ist von der Natur so vorgegeben, um das Fortbestehen der Nachfahren zu sichern. Und Letzteres geht nun mal am besten mit reinster Mutterliebe. Wir sind symbiotisch mit den Kindern – und häufig eben auch mit dem Rest unserer Lieben. Es ist uns ein tiefes Bedürfnis, für die Familie da zu sein, und wir besitzen zudem auch noch die Fähigkeit, sie so zu versorgen, dass es allen gut geht. Was für ein Glück! Und was für eine Herausforderung für uns.

Damit Sie diese Aufgabe im häufig stressigen Alltag mit Bravour meistern, immer den passenden Tipp oder das passende Mittelchen für jeden parat haben, gebe ich Ihnen hiermit meine liebsten Tricks für ein glückliches und gesundes Leben mit Familie und Freunden an die Hand.

MÜNZE INS EISFACH –
GEGEN MAGEN-DARM-KEIME

Eine Münze im Eisfach? Klingt erst mal komisch. Aber immer, wenn ich im Gespräch mit Freunden oder Kollegen davon erzähle, sind alle begeistert, und der Tipp hat mit Sicherheit bereits den einen oder anderen Magen-Darm-Infekt verhindert.

Es geht um das Einfrieren von Lebensmitteln – zweifellos eine äußerst praktische Sache. Aber was viele nicht wissen: Unsere Kühl- und Gefrierschränke überhitzen von Zeit zu Zeit, sodass es zu Fehlfunktionen kommt. Häufig reicht aber auch schon ein Stromausfall, der die Kühlkette unterbricht. Dann verderben Lebensmittel schneller, da die Vorräte auftauen und erst wieder gefrieren, wenn der Strom zurückkehrt. Das Fatale daran: Dieser Vorgang bleibt häufig unbemerkt, sodass sich Keime bilden, die uns krank machen können. Aber: Mit einem einfachen Trick lässt sich feststellen, ob der Strom für längere Zeit ausgefallen ist und Sie die Tiefkühl-Lebensmittel nicht mehr essen sollten.

1. Füllen Sie ein Gefäß mit Wasser und stellen Sie es ins Gefrierfach.
2. Etwa vier bis fünf Stunden warten und prüfen, ob das Wasser bereits gefroren ist. Dann legen Sie eine Münze auf die Oberfläche.
   Nun stellen Sie das Gefäß mit dem gefrorenen Wasser und der Münze zurück in den Gefrierschrank.
3. Bei einem längeren Stromausfall schmilzt das Eis im Gefäß langsam und die Münze sinkt Stück für Stück nach unten. Je länger der Stromausfall, desto tiefer sinkt die Münze.
4. Als Faustregel gilt: Wenn die Münze um ein Viertel nach unten gesunken ist, können Sie die Lebensmittel noch ohne Bedenken essen. Ist mehr Eis geschmolzen und die Münze liegt tiefer, sollten Sie die Lebensmittel besser nicht mehr verzehren.

TIPP 74

DIE BESTEN MEDIKAMENTE FÜR JEDEN TAG

1. SONNENSCHEIN

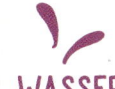

2. WASSER

3. RUHE

4. FRISCHE LUFT

5. SPORT

6. OBST UND GEMÜSE

7. SPASS

TIPP 75

GIN TONIC FÜR ALLE (AB 18)

Ich liebe es, wenn ich wieder eine neue Studie finde wie diese: Gin Tonic ist gesund! Wow, was für eine tolle Nachricht. Das muss man mal so richtig auf der Zunge zergehen lassen. Natürlich: Alkohol bleibt Alkohol. Aber in der Tat ist es so: Wenn Alkohol, dann Gin Tonic!

Bisher war das einzige alkoholische Getränk, dem Experten eine gesundheitsfördernde Wirkung nachsagen, der Wein, insbesondere Rotwein. Rotwein hat aber den entscheidenden Nachteil auf Partys, dass er eher müde macht – ist also kontraproduktiv. Umso schöner, dass Forscher nun auch die Inhaltsstoffe des belebenden Gin Tonic unter die Lupe genommen haben – mit sensationellen Ergebnissen.

Fangen wir mal mit der allseits beliebten Zählerei an, den Kalorien: Mit nur 46 Kalorien pro Schnapsglas gehört Gin zu den Alkoholsorten, die besonders wenig davon haben. Dann kommt natürlich noch das Tonicwater, also die chininhaltige Limonade mit dem bitteren Geschmack dazu. Und fertig ist der Gin Tonic. 0,2 Liter Gin Tonic im Glas schlagen also insgesamt mit etwa 160 Kalorien zu Buche. Im Vergleich zu anderen Cocktails ist das extrem wenig.

Aber auch die Inhaltsstoffe lesen sich wie das Rezept eines Naturheilmittels: Gin ist Wacholderschnaps auf Getreide- oder Melassen-Basis und erhält seinen Geschmack aus den Aromen der Gewürze, Kräuter, Früchte und Blüten, die drinstecken. Oft verwendet werden Wacholderbeeren, Koriandersamen, Engelwurz, getrocknete Zitronen- und Orangenschalen – alles gesunde Zutaten. Wacholderbeeren sind reich an Immunsystemstärkendem Vitamin C und Antioxidantien und bekämpft auch sogenannte »freie Radikale« im Körper. So kann der Gin-Tonic-Abend eventuell sogar die nächste Erkältung abwehren.

Und nicht vergessen sollten wir last, but not least den Inhaltsstoff Chinin im Tonicwater, der aus der Rinde des Chinarindenbaums gewonnen wird und eine schmerzlindernde, betäubende und fiebersenkende Wirkung hat.

Das war's aber noch nicht – auch für die Verdauung ist Gin in vieler Hinsicht eine Wunderwaffe. Denn in vielen Gin-Sorten ist die Heilpflanze Tausendgüldenkraut enthalten, deren Bitterstoffe den Speichelfluss anregen, die Magen- und Darmbewegungen steigern – die Verdauung läuft auf Hochtouren. Auch Sodbrennen entsteht so häufig gar nicht erst.

Und zu guter Letzt sollen die ätherischen Öle des Wacholders ein natürlicher Mückenschutz sein. Damit man mit ihnen Mücken in den Wind schlägt, müsste man allerdings so viel trinken, dass man die Stoffe über die Haut ausschwitzt – das wäre eher nicht so förderlich für die Gesundheit, und bestätigt ist die Wirkung auch nicht. Zumindest wäre man dann aber so angeheitert, dass man die Mückenstiche nicht mehr fühlt.

Im Übrigen gilt natürlich wie immer bei Alkohol die alte Spaßbremsen-Regel: In Maßen trinken, nicht in Massen. Und wer hauptsächlich die positive und unheimlich erfrischende Wirkung des Tonicwaters genießen will, kommt ohnehin ganz ohne Gin aus. Zumal es inzwischen eine extra bittere Variante zu kaufen gibt, die fast schon schmeckt wie der echte Gin Tonic.

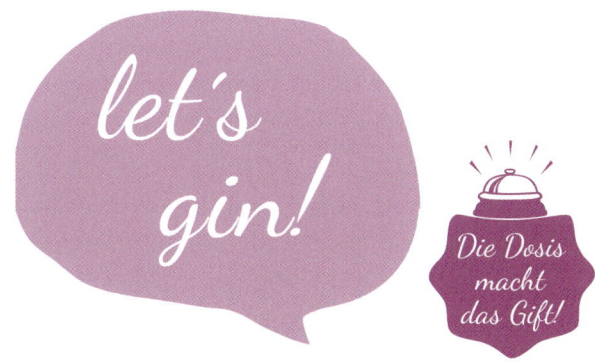

TIPP 76
VEGI-NUDGING

Verbote sind out – es lebe die Nudging-Bewegung! Insbesondere, wenn wir unseren Kindern gesunde Lebensmittel unterjubeln wollen, ohne dass sie es merken. Ha!

Ich muss kurz eine Geschichte erzählen, um Ihnen den Begriff »Nudging« zu erklären. Die Mutter dieses Trends ist nämlich die berühmte »Fliege im Männerpissoir« – vielleicht haben Sie schon mal davon gehört. 1999 kam ein Mitarbeiter der Führungsetage am Flughafen Schiphol in Amsterdam auf die Idee, in den Keramik-Pissoirs der Herrentoilette eine Fliege über dem Abfluss abzubilden. Der Flipperautomat in Männerköpfen macht nämlich gerne einen Wettbewerb aus dem kleinen Geschäft: Zielschießen! Der Plan ging auf: Sage und schreibe 80 Prozent weniger Urin landete auf dem Boden, wird behauptet. Viele Unternehmen haben die Idee übernommen. Als besonders originell erwies sich eine amerikanische Hochschule, die das Logo der Konkurrenz-Universität abbildete.

Diese sogenannten »Anstupser« kann man nun in andere Bereiche übernehmen, denn sie eignen sich für sämtliche Dinge, bei denen wir ohne Regeln oder Verbote, dafür aber mit viel Spaß ans Ziel kommen wollen.

Mein Tipp dazu ist nur ein Beispiel, aber ein effektives. Mein Ziel war, dass meine Kinder Gemüse essen – was viele Kinder nur ungern tun. Aber: Wenn Kinder (und Erwachsene!) hungrig sind, essen sie auch Dinge, zu denen sie sonst nicht greifen würden. Also stelle ich zur üblichen »Hunger-Zeit« *vor* dem »richtigen« Hauptessen eine Schüssel mit süßen Cherrytomaten, Möhrensticks, gesalzenen Champignonscheiben, Paprikastreifen, Gurkenwürfeln hin, ohne viel dazu zu sagen – als Vorspeisenteller quasi. Ich habe es bei meinen eigenen Kindern und ihren Freunden beobachtet: Die Schüssel ist im Nu leer. Ein Traum! Und ohne Murren. Genauso mache ich es morgens: Apfelschnitze oder frisch gepresster Orangensaft – super gesund und mittlerweile waaaaahnsinnig beliebt.

TIPP 77

DR. WAU & DR. MIAU –
HAUSTIERE SIND DIE BESTE MEDIZIN

Eine brandaktuelle Studie beweist, was ich schon lange vermutet habe: Haustiere sind die beste Medizin. Nicht nur für Kinder, auch kranke und ältere Menschen profitieren von der Gesellschaft. Sie haben (wieder) einen Sinn im Leben, weil sie für jemanden da sein dürfen.

Ich habe es am eigenen Leib erlebt – bzw. an meiner Schwiegermutter, Oma Rosi: Als sie noch allein lebte, ihr Mann war verstorben, ging es ihr schlecht. Sie litt unter Depressionen und wir konnten richtig beobachten, wie sie abbaute. Eines Tages beschlossen wir: Es muss etwas unternommen werden. Ein Hund kam nicht infrage, da meine neunzigjährige Schwiegermutter nicht mehr drei Mal am Tag durch die Parks joggen kann. Also eine Katze. Zwar waren ihr Tiere nie besonders geheuer, aber wir dachten, einen Versuch ist es wert. Es wurde eine Maine Coon, umgangssprachlich auch Hundekatze genannt, weil diese Rasse so zutraulich und anhänglich ist. Und es ist eine Rasse, die kaum Allergien auslöst.

Seitdem ist Oma Rosi ein neuer Mensch! Die Antidepressiva hat sie absetzen können, bei jedem Telefonat erzählt sie mir, wie »die Katz« ihr Leben bereichert. Sie »muss« sich eben kümmern – und dadurch hat ihr Leben wieder einen Sinn. Plus: Sie ist nicht mehr allein, jeden Abend klettert die Schmusekatze zu ihr ins Bett.

MEIN TIPP, EGAL OB FÜR DIE KINDER, DIE EIGENEN ELTERN ODER SCHWIEGERELTERN:
Eine Katze oder ein Hund heilt und verlängert das Leben. Und Sie müssen kein schlechtes Gewissen haben, wenn Sie Ihre Schwiegermutter nicht jedes Wochenende besuchen können. Schwangere, die mit Katzen zusammenleben, sollten unbedingt einen Test auf Toxoplasmoseantikörper machen. Dieser Parasit kommt bei Katzen sehr häufig vor und kann beim Ungeborenen Schäden verursachen.

TIPP 78

KNEIPENBESUCHE HALTEN GESUND

Dass ein Kneipenbesuch die Herren der Schöpfung glücklich macht, kann man sich auch ohne wissenschaftliche Untersuchung vorstellen. Eine neue Studie aus Großbritannien hat kürzlich aber etwas Interessantes ergeben: Männer, die zwei Mal pro Woche mit Freunden in eine Kneipe oder Bar gehen, sind generell gesünder! Sie erholen sich schneller von Krankheiten, haben ein besseres Immunsystem und leiden seltener unter Depressionen. Und das Allerbeste zum Schluss: Sie sind freundlicher und seltener gereizt! Wow!

Den Forschungsergebnissen zufolge gehen die gesundheitlichen Vorteile auf die starke Bindung zurück, die Männer bei einem persönlichen Treffen zueinander aufbauen. Die Stresshormone im Blut sinken parallel zum Anstieg der Glückshormone. Zufriedenheit und Selbstwertgefühl nehmen zu, was sich wiederum auf die körperliche Gesundheit auswirkt.

PS: EIN MÄDELSABEND HAT ÜBRIGENS DENSELBEN EFFEKT – ALSO LADYS, ZUSAMMENTROMMELN UND AB IN DIE NÄCHSTE BAR!

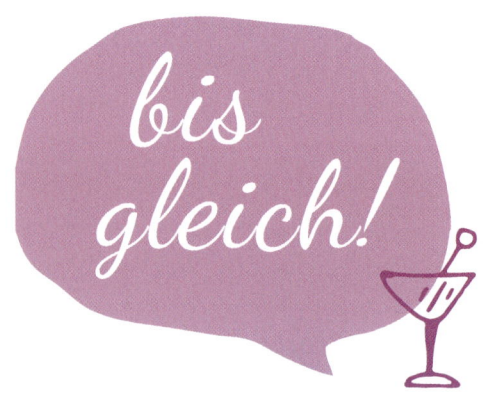

PFLASTER-TRICK

Wenn wir uns an einem Finger oder Zeh verletzt haben, hält kein normales Pflaster dieser Welt – egal wie oft und dick wir es um den Finger zurren. Zum Verrücktwerden. Dabei ist es umso wichtiger, diese Körperteile zu versorgen, weil viele Bakterien an Hände und Füße gelangen und über die Wunde in den Blutkreislauf geraten können. Der bombenfeste Pflaster-Trick, der das Abrutschen verhindert, kommt von meiner Tochter June und geht so:

1. Vom Pflaster doppelt so viel abschneiden, wie am Finger bedeckt werden soll. Etwa sechs Zentimeter ist ein gutes Standardmaß.
2. Jetzt auf halber Länge von jeder der beiden Klebeschichten eine Ecke ausschneiden, bis das Pflaster in etwa so aussieht:
3. Schutzpapier von den Kleberändern abziehen und das Pflaster so auf den verletzten Finger kleben, dass die eine Hälfte obendrüber schaut.
4. Untere Hälfte unter leichter Spannung festkleben, dann den oberen Teil des Pflasters umklappen und befestigen.

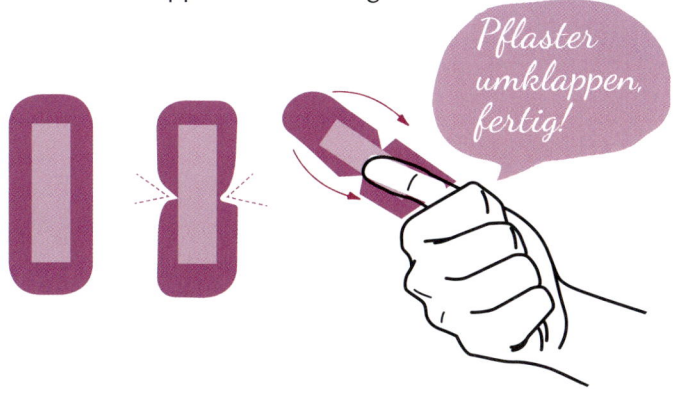

Pflaster umklappen, fertig!

NASENBOHRER AN DIE MACHT – POPELN IST GESUND!

Vorab: Dieser Tipp ist natürlich nicht ganz ernst gemeint – aber es ist ein Thema, das viele Menschen kennen, und daher wollte ich Ihnen diesen lustigen Gesundheitstipp nicht vorenthalten.

Das Popeln an sich ist ja ein Tabuthema. Die meisten machen es – im Optimalfall heimlich. Viele Männer *leider* auch gerne in aller Öffentlichkeit, vor allem an roten Ampeln, wenn sie denken, dass sie keiner sieht. Eine Freundin, die in einem Online-Dating-Portal nach dem Mann ihres Lebens sucht, erzählte mir kürzlich, sie hätte einen Kandidaten gefunden, dessen Profil ganz toll war – bis sie zur Frage »Meine schlechten Angewohnheiten« vordrang. Dort stand: »Ich pople gerne – vor allem im Auto, wenn ich an einer Ampel warten muss.« *Und dann soll man sich mit diesen Bildern im Kopf verlieben?!*

Aber gut, irgendwas muss man schließlich tun, wenn es sich in der Nase nach einem Fremdkörper anfühlt und juckt. Kleine Kinder wollen natürlich auch immer alles erkunden. Ich werde nie vergessen, als meine Kinder June und Lovis so vier und fünf Jahre alt waren und die Tagesmutter mich aufgeregt bei der Arbeit anrief: »Charlotte, June hat Lovis zwei Smarties in die Nase gesteckt und wir bekommen sie nicht mehr raus.« Also im Eiltempo nach Hause und ab zum HNO-Arzt. Mein paralysierter Sohn mit den zwei Smarties in der Nase hat gar nichts mehr gesagt. Zum Glück war ein Großteil der Schokolade mittlerweile wohl geschmolzen, bis wir ankamen, und den Rachen runtergelaufen, sodass der Arzt nur noch Reste mit der Pinzette rauspopeln konnte. Ha, rauspopeln. Der perfekte Übergang – zurück zur brandneuen Popelstudie.

Bei Kindern ist das Nasenbohren ein natürlicher Reflex, um den getrocknetem Nasenschleim, der die Nase reinigen soll, Härchen und Staubpartikel rauszubekommen. Aber gut: Schön sieht es natürlich nicht aus, wenn Kinder ungeniert bohren und die Beute dann in den Mund stecken.

Und gesund kann das ja eigentlich auch nicht sein, denkt man: Der Popel ist schließlich ein Abfallprodukt des Körpers. Ungeachtet dessen haben Wissenschaftler aus Harvard und dem Massachusetts Institute of Technology ihn für wissenschaftliche Publikationen bis ins letzte Detail untersucht – und eine Menge gute Bakterien entdeckt, die Zähne und Schleimhäute vor schädlichen Bakterien schützen können.

Ein kanadischer Forscher ging sogar so weit, zum Popelessen aufzurufen. Seine Begründung: Die Antikörper stärken unser Immunsystem und beugen Allergien vor, weil wir sonst heutzutage bei den überdimensionalen Hygienevorkehrungen kaum noch mit Dreck und Keimen in Berührung kommen.

💡 **UND LAST, BUT NOT LEAST:** Viele Ärzte behaupten: Finger säubern die Nase viel besser als Taschentücher. Und ganz nebenbei senkt die manuelle Nasenreinigung auch die Stresshormone im Blut und hat eine beruhigende und entspannende Wirkung. Wenn das alles nicht Gründe genug sind, um an der nächsten Ampel mal wieder … äääh, lassen wir das.

TIPP 81

RÜCKWÄRTS TRINKEN GEGEN DEN SCHLUCKAUF

Auch so ein Phänomen: Schluckauf. Allein die Bezeichnung – wer sich die wohl ausgedacht hat! Der medizinische Fachbegriff klingt schon etwas ernster: Singultus – bedeutet aber auch nur »schluchzen« bzw. »schlucken«. Und auch wenn es zum Glück keine Krebsdiagnose ist, ist die Hickserei gelinde gesagt lästig – und kommt immer unpassend kurz vor einem Termin oder, noch schlimmer, Bewerbungsgespräch.

Der Volksmund kennt viele Namen für den Schluckauf: Hickser, Hückop, Hädscher oder Slicks. Und noch mehr seltsame Ursachen: »Haha, da denkt gerade jemand an dich!« oder: »Naaaa, hast du was Gestohlenes gegessen?« So was geben Omas gerne von sich, wenn das Phänomen auftritt.

Die erste Erklärung, die nah an die Wirklichkeit herankam, lieferten die Chinesen vor einigen Jahrhunderten: »Das Fell des Bauches spielt das Spiel der tanzenden Wogen.« Schon nicht schlecht. Das Hicksen kommt nämlich daher, dass sich das Zwerchfell krampfartig zusammenzieht, sich unsere Stimmritze dabei verschließt und die eingeatmete Luft darauf trifft. Auslöser sind häufig scharfe Gewürze im Essen, kalte Getränke, Kohlensäure, aber auch stressige Situationen. Oder wenn wir zu viel Luft schlucken. Das alles reizt nämlich den Nervus phrenicus.

Ich habe es in den Schwangerschaften bei meinen Kindern schon im Bauch gespürt. Die hatten Schluckauf, dass ich beim Essen am Tisch förmlich mitgewackelt habe. Ist auch äußerst sinnvoll, da es beim ungeborenen Baby verhindert, dass Fruchtwasser durch die Stimmritze gelangt. Beim Trinken an der Brust ist es später ebenso: ein Schutz davor, dass Muttermilch in die Lungen läuft. Die Natur ist schon schlau.

Für Erwachsene ist Schluckauf nicht mehr so wahnsinnig hilfreich, finde ich. Und es gibt nur wenige Tricks, die wirklich helfen. Außer meinem. Und der lautet: Rückwärts trinken!

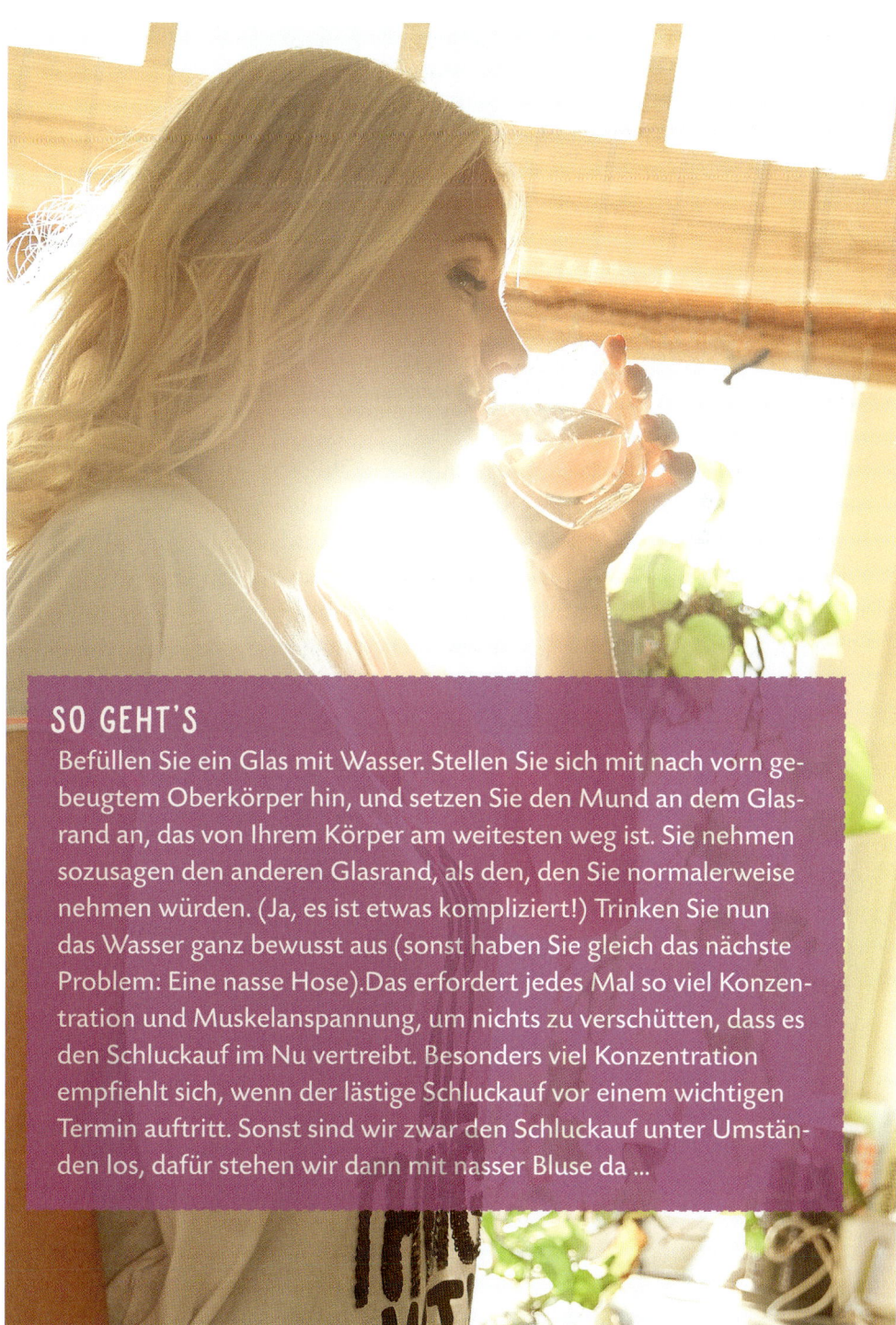

SO GEHT'S

Befüllen Sie ein Glas mit Wasser. Stellen Sie sich mit nach vorn gebeugtem Oberkörper hin, und setzen Sie den Mund an dem Glasrand an, das von Ihrem Körper am weitesten weg ist. Sie nehmen sozusagen den anderen Glasrand, als den, den Sie normalerweise nehmen würden. (Ja, es ist etwas kompliziert!) Trinken Sie nun das Wasser ganz bewusst aus (sonst haben Sie gleich das nächste Problem: Eine nasse Hose).Das erfordert jedes Mal so viel Konzentration und Muskelanspannung, um nichts zu verschütten, dass es den Schluckauf im Nu vertreibt. Besonders viel Konzentration empfiehlt sich, wenn der lästige Schluckauf vor einem wichtigen Termin auftritt. Sonst sind wir zwar den Schluckauf unter Umständen los, dafür stehen wir dann mit nasser Bluse da ...

QUALITY TIME STATT QUANTITY TIME –
15 MINUTEN MIT DER FAMILIE

Ich beobachte im Bekanntenkreis, dass sich Familien zunehmend schwertun damit, ihre Work-Life-Balance zu erhalten. Beide Partner müssen arbeiten und Teilzeitjobs sind spärlich gesät – wie soll da noch Zeit für die Familie bleiben? Schließlich haben wir doch nicht Kinder bekommen, damit sie im Hort aufwachsen. Und für die Eltern-Kind-Bindung ist es wichtig, gemeinsam Zeit zu verbringen. Quality time nennt sich das.

Bei vielen, vor allem bei Frauen, endet es damit, dass Homeoffice-Vereinbarungen getroffen werden – zweifelsohne eine gute Sache. Aber wenn das dann bedeutet, dass wir während des Spielplatzbesuchs am Nachmittag auf dem Smartphone E-Mails beantworten, dann ist das für alle Beteiligten auch keine Lösung.

Die gute Nachricht ist: Sie müssen keinen ganzen Nachmittag mit den Kindern verbringen, wenn Sie es nicht können. Aber die Zeit, die Sie haben, sollten Sie den Kindern voll und ganz widmen. Deshalb heißt es Quality time – und nicht Quantity time! Familienexperten haben herausgefunden, dass es eine bestimmte Zeitspanne gibt, die Kinder und Eltern zusammen pro Tag gestalten sollten, um eine gute Bindung zu haben und aufrechtzuerhalten. Und diese beträgt genau fünfzehn Minuten. Die haben wir doch allemal, oder? Ob Sie in dieser Zeit vorlesen, Kuchen backen oder Lego spielen – planen Sie sie im Tag ein und besprechen Sie mit dem Nachwuchs, was Sie heute zusammen machen wollen.

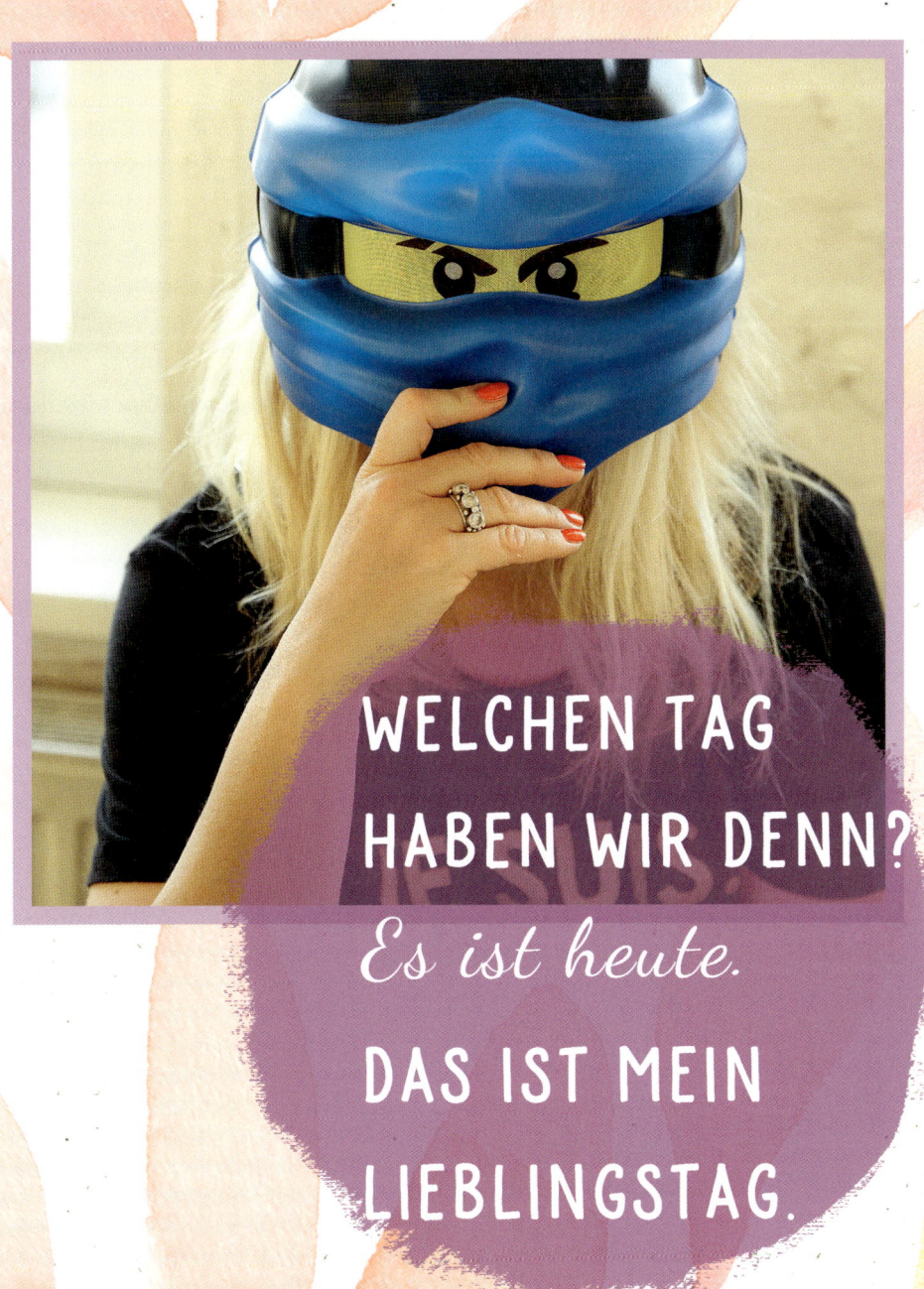

WELCHEN TAG
HABEN WIR DENN?
Es ist heute.
DAS IST MEIN
LIEBLINGSTAG.

TIPP 83

HAUSTIERE, HOPPHOPP INS BETT!

Ja, ich weiß, auch bei diesem Thema scheiden sich die Geister. Die einen rümpfen bei der Vorstellung an einen Hund im frisch bezogenen Bett angewidert die Nase, die andere Fraktion kann sich nichts Gemütlicheres vorstellen. Meine Eltern sind auch so Kandidaten, die selbst kaum mehr Platz beim Schlafen haben, weil ein Golden Retriever, ein äffchenartiger spanischer Straßenköter namens Herr Nilsson und ein kläffiger Rehpinscher die Herrschaft über das Schlafzimmer samt Doppelbett übernommen haben. Wobei der Pinscher noch das kleinste Übel ist – nicht nur wegen der Größe, auch aufgrund der Haar- und Zeckenmenge. Bei meinen nach Spanien ausgewanderten Freunden Bernhard und Martina geht es sogar so weit, dass sie getrennte Betten haben. »Da ist ja kein Platz mehr für mich, wenn Lulu, Maxi und Benni sich neben Martina breit machen«, begründete Bernhard die Entscheidung, als ich nachhakte, ob es in der Beziehung eventuell kriselt. Na ja, muss ja jeder wissen, welchen Bettpartner er wählt.

Aber Sie ahnen sicher schon, warum ich das Thema anspreche: Für die Gesundheit ist das Bett neuesten Erkenntnissen zufolge genau der richtige Platz für Haustiere, egal ob Hund oder Katze. Denn nicht nur die Vierbeiner lieben es, auch wir, also die Herrchen und Frauchen, profitieren vom gemeinschaftlichen Schlaf. Erst recht, wenn wir Single sind.

In einer großen Studie der Mayo-Schlafklinik führten die Experten Tests mit und ohne Hund im Bett durch. Die Probanden, die normalerweise alleine nächtigten, gaben an, während der Nacht neben dem Hund viel seltener aufgewacht zu sein. Sie fühlten sich morgens ausgeschlafener und starteten mit deutlich mehr Energie in den Tag.

Dass Tiere neben ihren Menschen schlafen, ist übrigens gar nicht so abwegig, wie es für viele vielleicht klingt. Schon seit Jahrtausenden haben Hunde die Aufgabe, ihren Besitzer zu beschützen, der ihnen Futter gibt. Sie sind zwar ursprünglich wilde Tiere, aber auch in der Natur suchen sich

Tiere einen warmen und gemütlichen Schlafplatz. Und da ist ein weiches Bett, in dem man sich gegenseitig wärmt, nicht die schlechteste Wahl. Also: Eine absolute Win-win-Situation, wie man dazu so schön sagt.

WICHTIG: SCHLÄFT EIN TIER MIT IM BETT, MUSS ES GEGEN ZECKEN UND FLÖHE GESCHÜTZT SEIN UND EINMAL PRO VIERTELJAHR GEGEN WÜRMER BEHANDELT WERDEN. Sonst wird der haarige Bettkumpane doch wieder zur Gesundheitsgefahr und Sie haben womöglich am Ende mehr Haustiere im Bett, als Sie wollten. Und bitte täglich bürsten, damit sich nicht so viel Schmutz im Bett ansammelt.

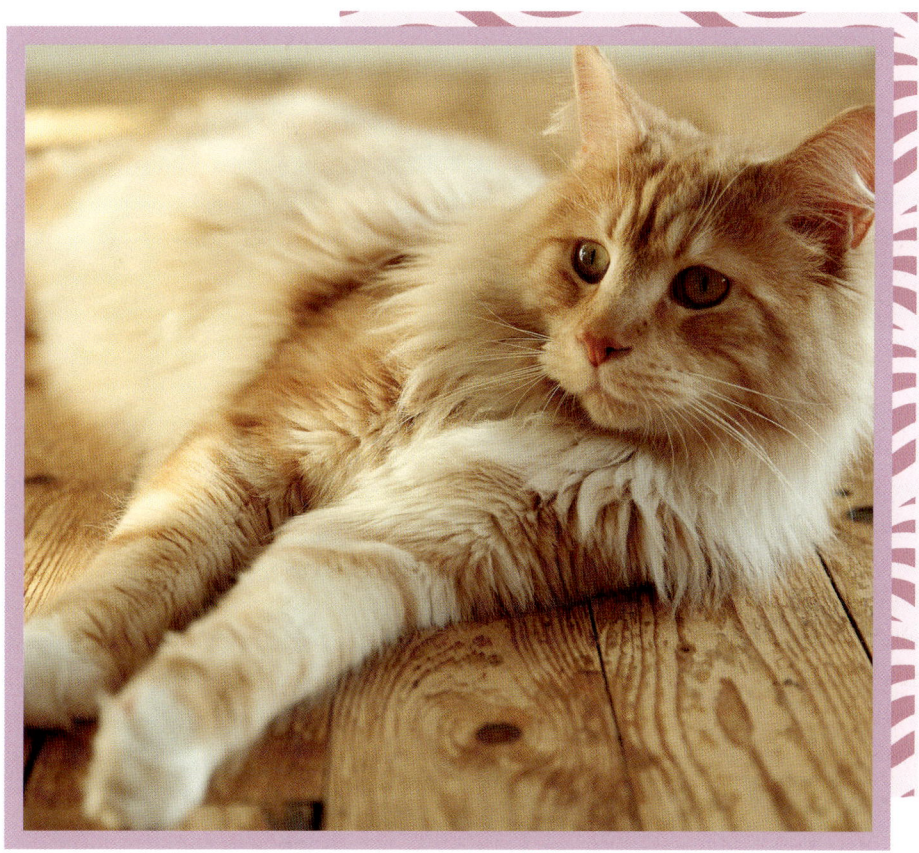

TIPP 84

RETTICH-KETTE GEGEN FIEBER

Fieber? Entweder ausschwitzen oder die fiebersenkende Wirkung des Rettichs nutzen. Klingt komisch, ist es auch – aber es wirkt! Am besten geht das in der Nacht, wenn der Körper auf Hochtouren regeneriert. Wer effektiv etwas gegen das Fieber tun möchte, hängt sich zum Schlafen einfach eine Kette aus Rettichscheiben um den Hals – und am nächsten Morgen geht es schon viel besser. Gerade Kinder lieben diesen Trick, weil sie das Gefühl haben, etwas gegen das Fieber zu bekommen.

TIPP 85

SPECK GEGEN OHREN– UND ZAHNSCHMERZEN

Ich weiß, es klingt nach totalem Humbug, und ich sage es Ihnen lieber gleich: Es ist einer der wenigen Tipps in diesem Buch, die nicht wissenschaftlich belegt sind. Aber es hilft häufig wirklich, ich habe es bei meiner Tochter ausprobiert: Wenn Sie das nächste Mal Zahn- oder Ohrenschmerzen haben, stecken Sie einfach ein Stückchen Speck zwischen Wange und Zahnfleisch, genau an die Stelle mit dem schmerzenden Zahn. Wenn das Ohr betroffen ist, natürlich ins Ohr. Angeblicher Hintergrund: Im Speck ist Salz enthalten, das entzündungshemmend wirkt und betäubt. Aber warum auch immer – meine Erfahrung ist, die Schwellung geht zurück, der Druck lässt nach. So kommen wir zumindest über die Runden, bis wir beim viel beschäftigen Zahnarzt drankommen.

TIPP 86

TÄGLICH EIN FRISCHES KOPFKISSEN GEGEN AKNE

Pickel und Akne sind furchtbar – in der Jugend, aber auch wenn es uns als Erwachsene trifft und wir uns mit fünfundvierzig auf einmal vor dem Pickel-Regal im Drogeriemarkt wiederfinden.

Mit vierzehn war ich schlimm betroffen – ich habe mich kaum mehr auf die Straße getraut. Zwar hatte ich nicht die Akne mit den großen Beulen, aber das ganze Gesicht voll rötlicher Pünktchen macht einen auch nicht gerade zum Objekt der Begierde bei den pubertierenden Jungs, musste ich feststellen. Und das Schlimmste war: Nichts, aber auch gar nichts hat geholfen.

Meine Mutter hat in ihrer Verzweiflung, was sie tun könnte, um mir zu helfen – Google gab's ja leider noch nicht –, einen Trick angewandt, den sie in einem Buch gelesen hatte. Da stand, man solle jeden Tag den Kopfkissenbezug wechseln, um zu verhindern, dass Schmutz die Poren verstopft. Klingt aufwendig – aber wenn man es schafft, die Unterhose zu wechseln, müsste das ja auch gehen, hat sie sich gedacht. Und das Unglaubliche ist: Nach sechs Wochen waren die meisten Pickel weg. Probieren geht über Studieren, sag ich nur.

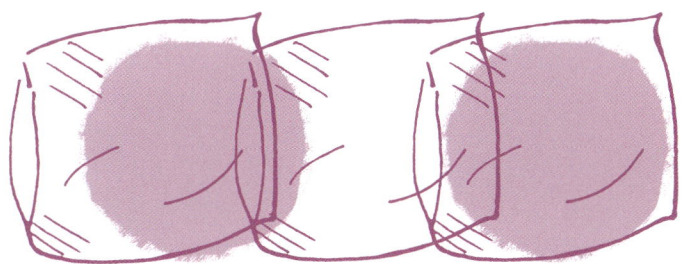

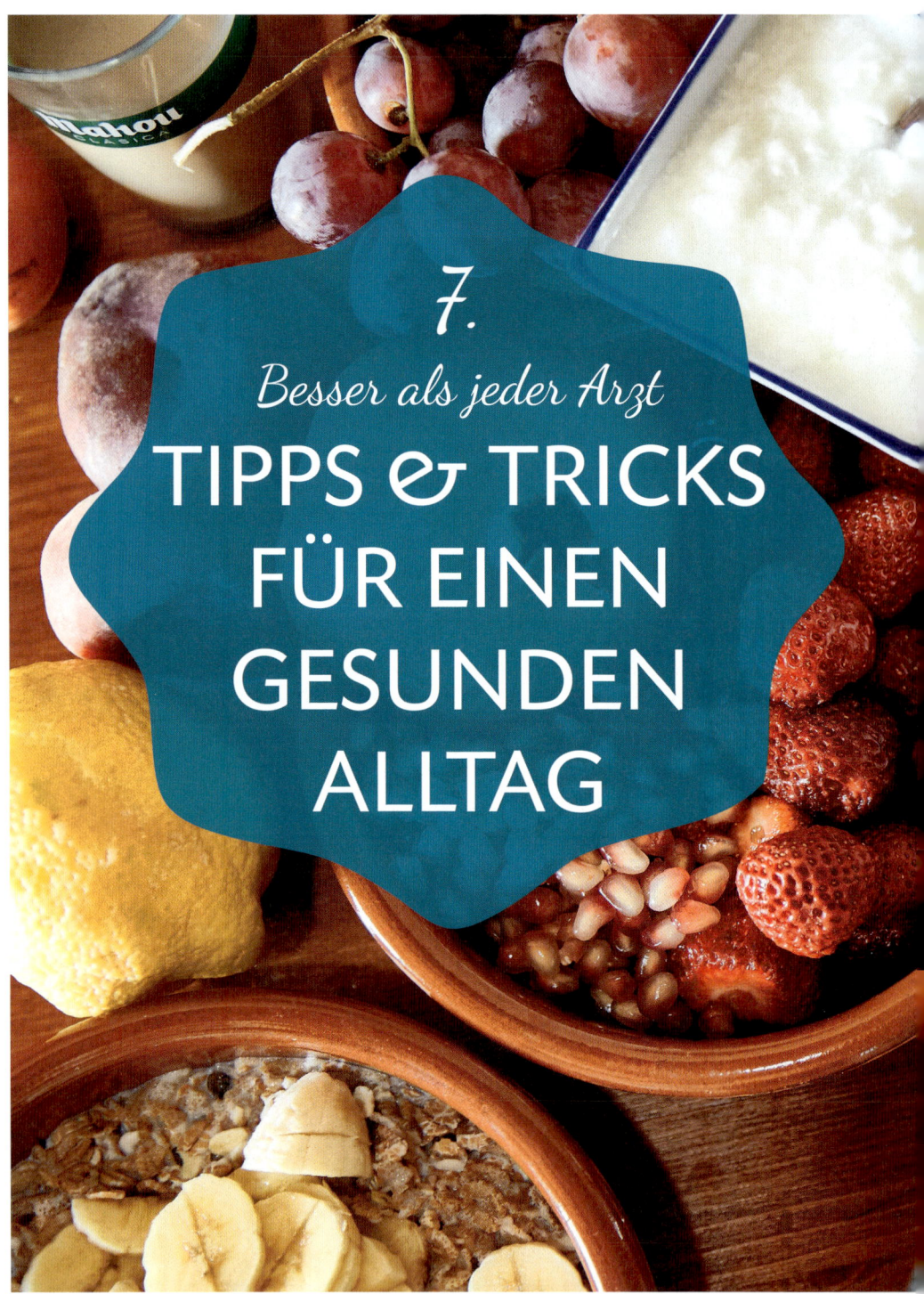

7.

Besser als jeder Arzt

TIPPS & TRICKS FÜR EINEN GESUNDEN ALLTAG

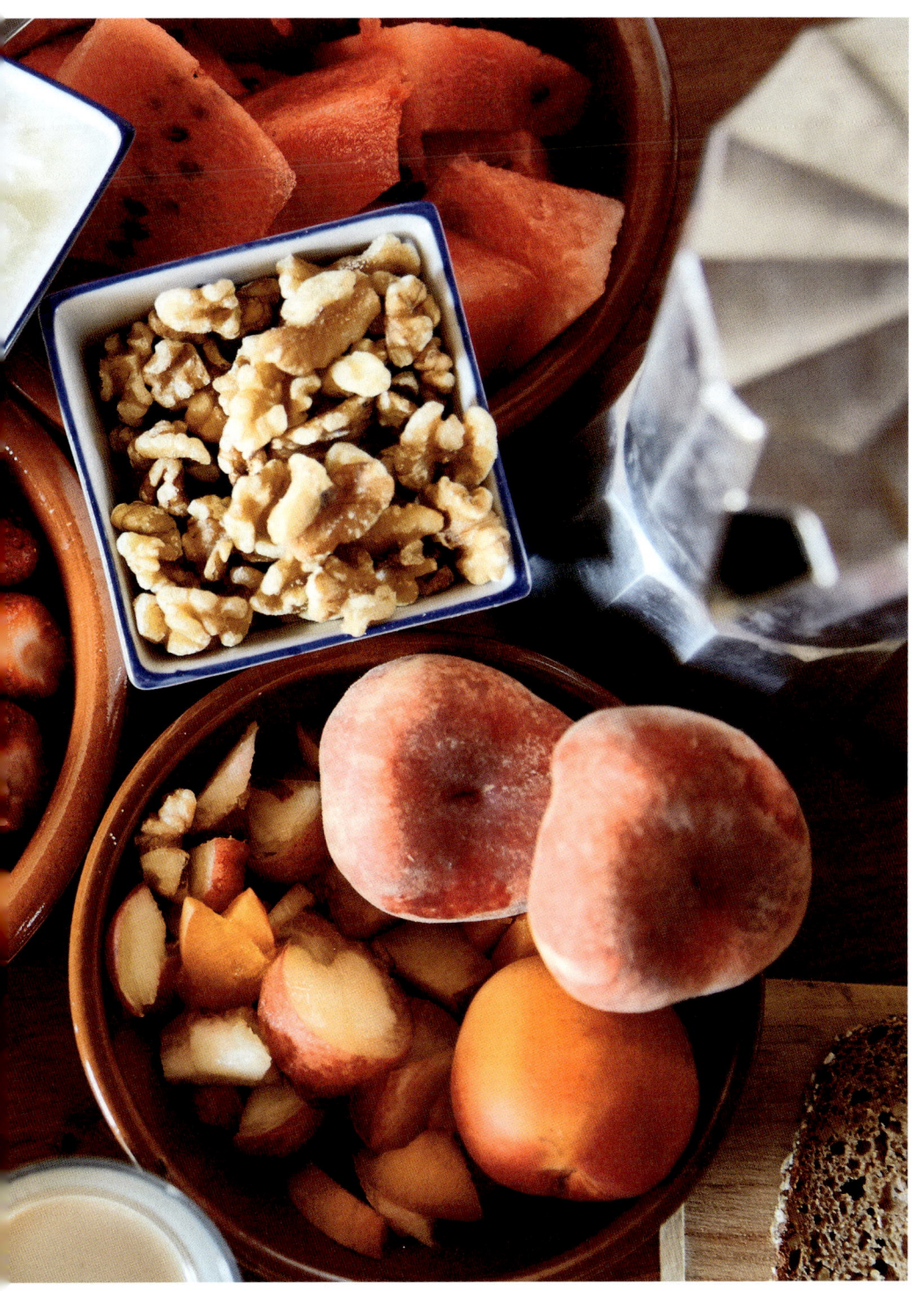

Zum Arzt gehen wir ja in der Regel erst, wenn es im Prinzip schon zu spät ist. Der Kopf dröhnt, die Glieder schmerzen, jede Bewegung ist eine Qual. Kurz: Wir fühlen uns hundeelend. Dann sitzen wir zwei Stunden im Wartezimmer und drei Minuten beim Arzt. Und zu Hause fragt der Partner: »Was hat der Arzt gesagt?« Wenn man dann sagt: »Ich soll mich ins Bett legen«, kommt garantiert die Antwort: »Aber da kommst du doch gerade her!«

Haha, sehr witzig. Aber leider wahr.

Und dann gibt's noch die Ärzte, bei denen man sich das Antibiotikum auch gleich bei der Sprechstundenhilfe am Tresen abholen könnte. Wie mein früherer Internist, zu dem ich vor meiner medizinischen Ausbildung manchmal gegangen bin. Egal mit welchen Symptomen ich bei ihm saß, am Ende blickte er mich an: »Ich verschreib Ihnen mal ein Antibiotikum.« Hat in der Regel irgendwie geholfen – aber ein ganzes Medizinstudium dafür, dass man dann ständig ein und dasselbe Medikament verschreibt, kam mir irgendwann etwas seltsam vor.

Bei einem guten Freund von mir lief es so ähnlich, als er wegen anhaltender Knieschmerzen zum Orthopäden ging. Der Arzt kam dynamischen Fußes hereingeschritten. (Einschub: Diesen schnellen Schritt machen die nur, damit der Kittel hinten schön flattert. Das gibt denen was Batmanhaftiges. Bestimmt üben die das schon im Studium. Vorlesung: Special Effects bei der Visite.)

Also, Batman kam hereingeflogen, mein Freund sagte ihm, dass er Probleme mit dem Knie habe. »Kein Problem, da nehmen wir etwas Cortison.« Fupp, steckte die Spritze schon drin.

Aber am schlimmsten ist es ehrlich gesagt beim Kinderarzt. Da bringt man ja gerne das Kind mit 'ner Bronchitis hin – und kommt mit 'nem Norovirus zurück! Bei meinem Kinderarzt steht z. B. mitten im Wartezimmer ein riesiges Klettergerüst, auf dem am Tag dreißig und mehr kranke Kinder ihre gesammelten Viren verteilen. Da klebt auf einer Sprosse die komplette medizinische Enzyklopädie. Ein Irrsinn!

Die Frage ist natürlich auch, ob man immer gleich zum Arzt rennen muss. Unser Verhalten hat sich in den letzten vierzig Jahren dahingehend stark verändert. Unsere Eltern (die Nachkriegsgeneration also) gingen gar nicht zum Arzt. Die sind als Kind mit 40 Grad Fieber im Schneetreiben zur Schule gegangen, barfuß, versteht sich. Da braucht man später keinen Arzt.

Es ist aber nicht nur eine Frage der Generation. Auf dem Land kommt der Bauer mit dem Bein unterm Arm in die Praxis: »Machen Sie schnell – ich muss wieder aufs Feld!« In der Stadt ist das komplett anders. Da wird wegen Rückenschmerzen der Rettungswagen gerufen. Wie ich in meiner aktiven Zeit als Rettungssanitäterin erlebte. Ich fragte den Anrufer: »Seit wann haben Sie denn die Schmerzen?« Er: »Seit drei Wochen.« Ich: »Und warum rufen Sie jetzt erst an?« Er: »Weil ich dachte, jetzt geht's nicht mehr.« Nachts um drei wohlgemerkt!

Viele Menschen fragen mich so Sachen wie: »Frau Karlinder, ich habe beim Bücken immer so Schmerzen in der Leiste – was soll ich tun?«

»Am besten nicht mehr bücken!«, sage ich dann. Nein, kleiner Scherz. Aber in der Tat ist das die entscheidende Frage: Wann muss ich zum Arzt und wann kann ich mir selbst helfen? Klar ist – und das kann ich nicht oft genug klarstellen: Selbstverständlich gibt es Symptome, bei denen ein Arztbesuch zwingend erforderlich ist. Einen Knoten in der Brust mit Pfefferminztee zu therapieren wäre logischerweise lebensgefährlich. Andererseits ist es auch Quatsch, bei einem Zeckenbiss den OP-Saal der örtlichen Uniklinik zu blockieren. Denn für viele kleine und große Wehwehchen gibt es fantastische Mittel, um bereits den Anfängen zu wehren. Garantiert antibiokum- und cortisonfrei – damit man eben *nicht* irgendwann doch bei Dr. Batman in der Praxis landet.

TIPP 87

GUT GEGEN KATER: HAND AUFLEGEN

Es ist ein furchtbarer Zustand: Auf der Party ein paar Gläser zu viel getrunken, und zu Hause im Bett dreht sich alles. An Schlaf ist nicht zu denken. Mein persönliches Kater-Geheimnis: Hand auflegen!

Und das geht so: Einen kleinen Tisch neben das Bett stellen und die Hand darauflegen (wahlweise können Sie auch ein Buch neben sich ins Bett legen, z. B. *Gesund ist das neue Sexy,* und die Hand darauf platzieren).

Warum das hilft, fragen Sie? Dafür muss man sich das Innere des Ohrs etwas genauer anschauen – das ist nämlich für unseren Gleichgewichtssinn verantwortlich. Darin befindet sich eine Flüssigkeit mit der gleichen Dichte wie Blut. Alkohol mindert leider diese Dichte, wodurch das Gleichgewichtsorgan gestört wird und irreführende Information ans Gehirn meldet. Übermitteln wir dem Gehirn über den Tastsinn Informationen, relativiert das Gehirn die vom Gleichgewichtssinn übermittelten Daten, und der Schwindel nimmt ab. Alles klar? Egal, Hauptsache, es funktioniert und wir können in Ruhe unseren kleinen Rausch ausschlafen.

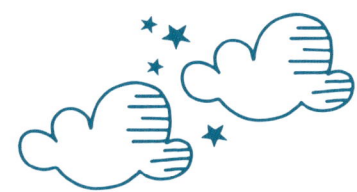

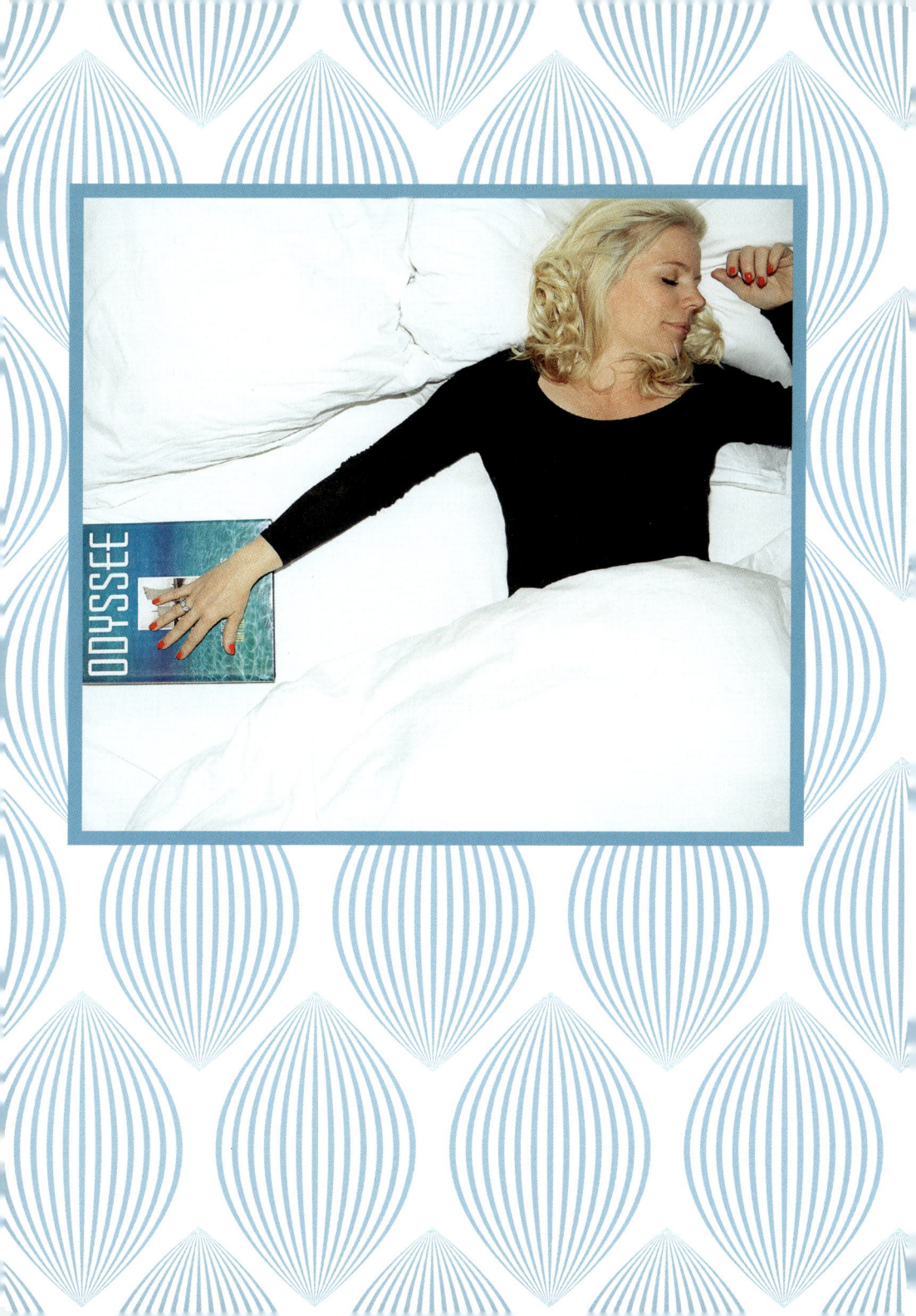

TIPP 88

WÄSCHEKLAMMER-AKUPRESSUR
BEI SCHMERZEN

Dies ist einer meiner absoluten Lieblingstipps: Die Wäscheklammer-Akupressur. Es ist einfach zu schön, dass eine einfache Wäscheklammer bei Schmerzen helfen kann. Einer meiner Top-Tipps gegen verschiedenste Beschwerden – von diversen Schmerzen bis hin zu Verdauungsproblemen.

Generell funktioniert Akupressur (von lateinisch »acus« = »Nadel« und »premere« = »drücken«) dadurch, dass wir auf bestimmte Punkte des Körpers stumpfen Druck ausüben. Diese Methode war historisch der Vorläufer der Akupunktur und benutzt dieselben Leitbahnen (Meridiane) und deren Druckpunkte. Im Gegensatz zur Akupunktur kann die Akupressur aber ohne Probleme auch von Laien und in Selbstbehandlung angewandt werden. Bei anhaltenden Schmerzen sollten Sie Ihren Arzt aufsuchen.

Bei der Wäscheklammer-Akupressur setzen wir die Klammer (nicht zu fest sitzende verwenden, lieber eine etwas ausgeleierte) mehrmals am Tag bis zu 60 Sekunden auf die Punkte im Ohr, die mit den schmerzenden Stellen im Körper zusammenhängen.

☀ WICHTIG: SOLLTEN SCHMERZEN AUFTRETEN, DIE WÄSCHEKLAMMER SOFORT ENTFERNEN.

Das sind die möglichen Druckpunkte:
Punkt 1: Rücken- und Schulterschmerzen
Punkt 2: Generelle Organbeschwerden (alle inneren Organe)
Punkt 3: Gelenkschmerzen
Punkt 4: Halsschmerzen und Beschwerden in den Nasennebenhöhlen
Punkt 5: Verdauungsprobleme
Punkt 6: Kopfschmerzen

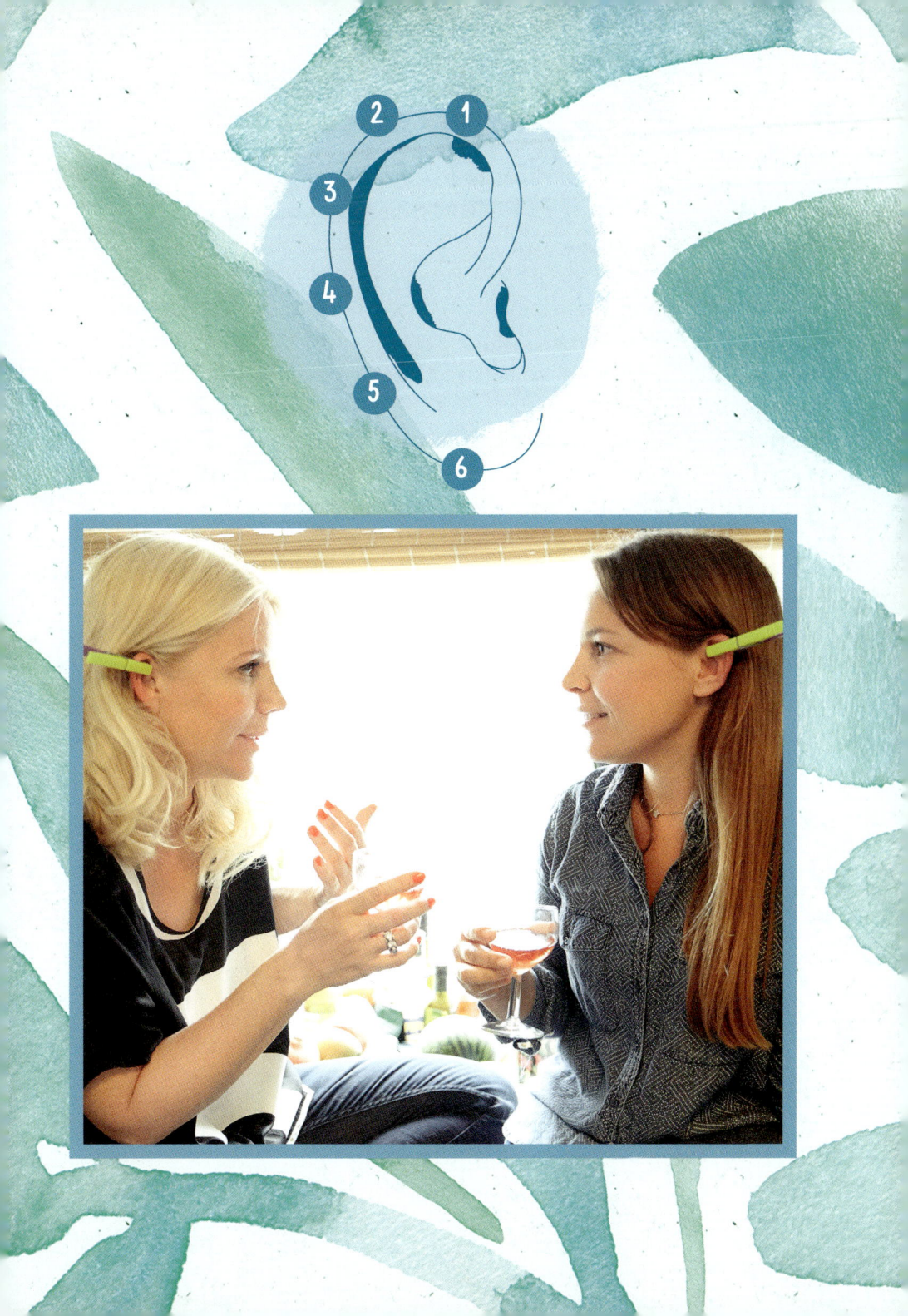

TIPP 89

GUT GEGEN SODBRENNEN –
AUF DER LINKEN SEITE SCHLAFEN

Sodbrennen ist mittlerweile leider durch unseren heutigen Lebensstil zur Volkskrankheit geworden. Die Gründe: fettes Essen, Alkohol, Kaffee und Stress. Natürlich sollte man lieber die Ursachen beheben, aber wenn das fiese Brennen doch mal wieder die Speiseröhre hochkriecht, verschreiben Ärzte häufig nach wie vor Protonenpumpenhemmer, die die Magensäureproduktion hemmen. Diese haben aber Nebenwirkungen und sind nicht so harmlos, wie viele denken.

Helfen kann ein ganz einfacher Trick, der einen anatomischen Hintergrund hat: Häufig tritt das Sodbrennen ja morgens auf. Daher sollten wir uns angewöhnen, nachts im Bett auf der linken Seite zu schlafen. Wann immer wir auf der rechten wieder aufwachen: wieder nach links drehen. Studien haben nämlich gezeigt: Menschen, die so schlafen, haben viel weniger mit dem lästigen Sodbrennen zu kämpfen. Der Grund dafür ist ganz einfach: Liegen wir auf der linken Seite, befindet sich der Magen unterhalb der Speiseröhre – und Sodbrennen hat keine Chance!

💡 **TIPP: AUCH SCHWANGERE LEIDEN HÄUFIG UNTER SODBRENNEN.** Nicht nur aus diesem Grund ist die Lage auf der linken Seite zu bevorzugen: Im letzten Drittel der Schwangerschaft kommt es in Rückenlage zusätzlich häufig zu Kreislaufbeschwerden, weil durch das Gewicht des Kindes der Rückfluss des Blutes zum Herzen gestört wird. Zur Entlastung der rückführenden Vene (Vena cava) ist daher ebenfalls die Lage auf der linken Seite hilfreich, da so der Rückfluss des Blutes zum Herzen gefördert wird.

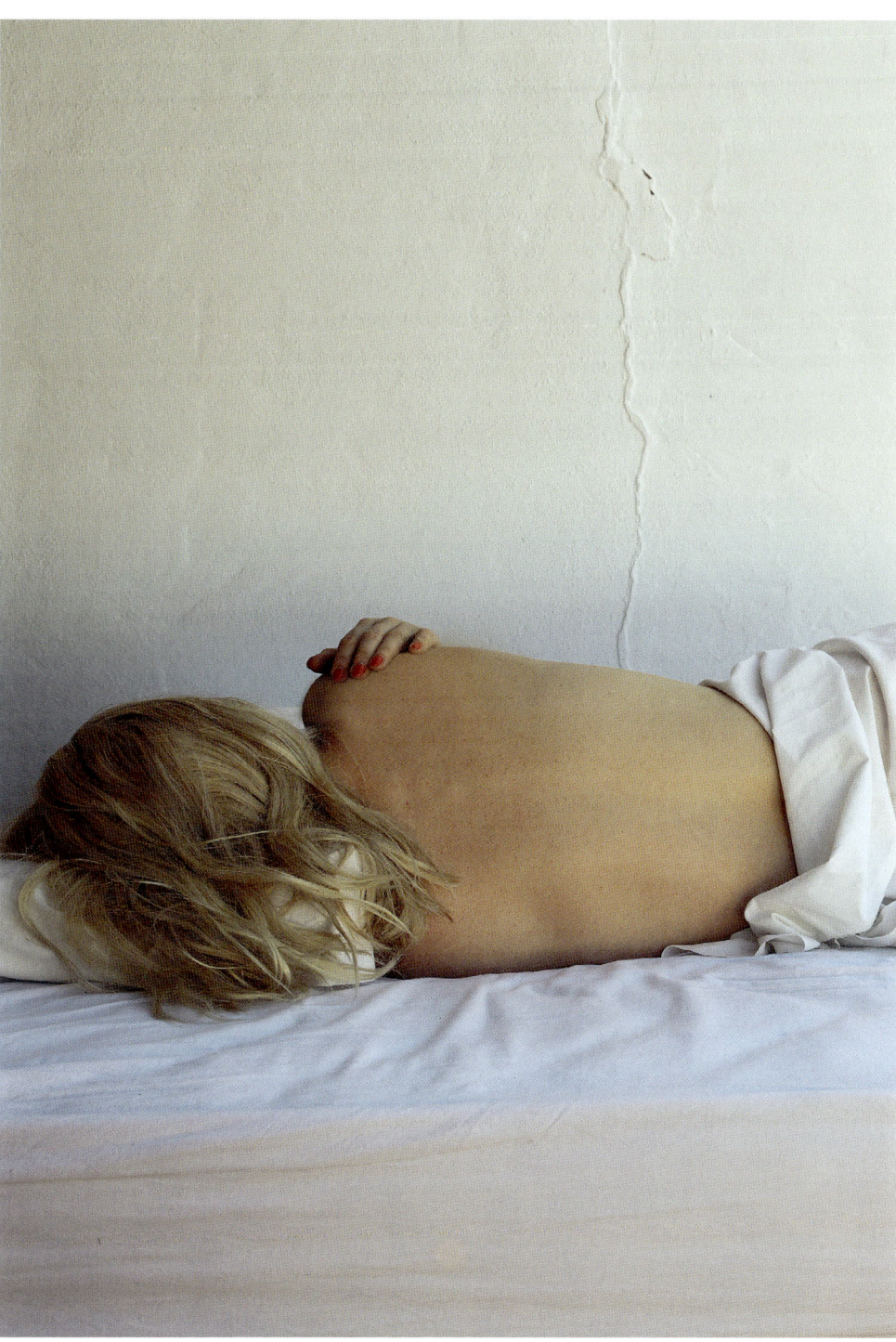

TIPP 90

TENNISBÄLLE FÜR DEN RÜCKEN

Auch wenn immer mehr Menschen anfangen, einen gesünderen Lebensstil an den Tag zu legen: Wir bewegen uns immer noch zu wenig, sitzen zu viel am Schreibtisch, und zusätzlich ist der Alltag häufig geprägt durch Stress und ungesunde Ernährung. Dies alles führt unter anderem zu übersäuerten, verklebten und verhärteten Faszien. Sie haben sicher schon davon gehört, im Moment reden ja alle davon.

Hintergrund: Das Fasziengewebe zieht sich durch unseren gesamten Körper und verleiht ihm Form, Stabilität und Flexibilität. Die Zellen versorgt es mit Nährstoffen und reinigt sie von Schadstoffen. Die Folgen eines geschädigten Fasziengewebes spüren wir nach einem langen Tag im Büro in Form von Schmerzen. Je nachdem, wo unsere Schwachstellen sind, ziehen sie in den Nacken- und Schulterbereich oder in die Lendenwirbelsäule. Die angeschlagenen Faszien sind in Röntgen und MRT nicht sichtbar, sodass uns der Orthopäde nicht selten schulterzuckend mit einer Salbe wieder nach Hause schickt. Da der Physiotherapeut unseres Vertrauens in der Regel auch nicht gerade mit freien Terminen auf uns wartet und der Partner möglicherweise andere Dinge zu tun hat, als uns den Nacken zu massieren, schnappen wir uns doch einfach ein paar der guten alten Tennisbälle, um die Faszien wieder zu lösen und geschmeidig zu bekommen.

SO GEHT'S

1. Auf den Rücken legen.
2. Zwei Tennisbälle unterhalb der Mitte des Rückens legen und fünf Mal ein- und ausatmen.
3. Im Anschluss die Bälle etwas tiefer anlegen und wiederholen.
4. Wieder weiter unten anlegen, bis wir am Becken angekommen sind.

➤➤ **Bei Hüftschmerzen**

Auf die Seite legen und Ball unter der Hüfte platzieren. Dann jeweils zehn Mal in die eine und dann in die andere Richtung kreisen.

➤➤ **Bei Schulterschmerzen**

Mit angewinkelten Beinen auf den Rücken legen, Ball zwischen Wirbelsäule und Schulterblatt positionieren. Beide Arme ausstrecken und nach oben ausgestreckt kreisen.

➤➤ **Gegen Nackenbeschwerden**

Auf dem Boden liegend den Ball in den Nacken legen, Beine ausstrecken, Zehen anspannen und halten, dann wieder entspannen.

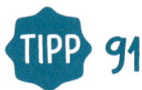

DIE BESTEN TIPPS ZUR BEHANDLUNG VON MÜCKENSTICHEN

Ich musste sehr lachen, als ich folgende Meldung las: Forscher bitten Bevölkerung um Hilfe: »Wenn Sie eine Mücke sehen, nicht totschlagen. Stattdessen das Insekt mit einem Glas einfangen und darin über Nacht in den Gefrierschrank stellen und so schnell wie möglich in einer Streichholzschachtel zusammen mit einem ausgefüllten Formular einschicken. Die Einsendungen helfen den Forschern bei der Erstellung eines Stechmückenatlas.«

Tolle Idee! Als hätte man nichts Besseres zu tun, als in einer schlaflosen Nacht mit einem Glas hinter den blutrünstigen Biestern herzurennen – und dann am nächsten bei der Post in der Schlange zu stehen, um sie wegzuschicken. Absurd! Mückenatlas hin oder her.

Fakt ist: Selbst wenn Mücken hierzulande noch keine gefährlichen Krankheiten wie Malaria, Denguefieber übertragen – was aber allmählich immer näher rückt –, sie verwandeln die schönste Sommernacht in ein einziges Hauen und Stechen. Schon die Kinder in Astrid Lindgrens Bullerbü haben häufig Stunden damit zugebracht, ihre Mückenstiche zu zählen. Apropos: Was ist Ihr persönlicher Rekord? Meiner liegt bei achtundzwanzig Stück – gesammelt an einem lauen Spätsommerabend auf der Schäreninsel in Schweden, wo unser rotes Ferienhäuschen liegt.

Aber was ich mich lange gefragt habe: Warum kriegen manche Menschen in einer Nacht achtundzwanzig Mückenstiche und der Partner keinen einzigen? Der Grund, so haben Forscher herausgefunden, ist der Hautgeruch. Mücken fliegen nämlich nicht auf jeden. Besonders gut riechen – und somit stechen – können sie nur zwanzig Prozent der Bevölkerung. Das sind zum Beispiel Menschen mit der Blutgruppe 0, am zweitliebsten haben sie Blutgruppe B – nicht so beliebt ist hingegen Blutgruppe A. Das konnten Wissenschaftler vom Institute of Pest Control Technology im japanischen Chiba beweisen. Ein stark ausgeprägtes Bakterienmilieu lockt ebenfalls Mücken an, weshalb sie Menschen, die mehr transpirieren bzw. weniger duschen, häufiger stechen. Warum zudem Biertrinker hoch im Kurs stehen, ist allerdings noch nicht endgültig bewiesen. Es könnte an der höheren Körpertemperatur oder an der Alkoholausdünstung liegen.

Aber warum auch immer die Viecher zustechen: Auf dem Fuße folgt der fiese Juckreiz. Zur Abwehr der Fremdstoffe schütten Immunzellen den Botenstoff Histamin aus, dieser reizt die umliegenden Nervenzellen, die ein Jucksignal ans Hirn senden. Außerdem provoziert das Histamin eine Entzündungsreaktion, wodurch Fremdstoffe abgebaut und Zelltrümmer entfernt werden – der Stich schwillt an. Im schlimmsten Fall dringen Bakterien in die Einstichstelle ein, die sich verbreiten. Das gefürchtete Erysipel ist die Folge, wenn die Erreger sich im Körper ausbreiten und im allerschlimmsten Fall zur Sepsis werden. Aber ich will nicht den Teufel an die Wand malen, sondern lieber ein paar Tipps geben, wie wir das alles verhindern können.

Meine besten Tipps gegen den Juckreiz und entzündete Einstichstellen

1. **Spucke** kühlt und lindert den Juckreiz, weil die Flüssigkeit auf der Haut verdunstet. Anti-Ekel-Alternative: Lauwarmes Wasser.
2. **Zwiebeln** wirken antibakteriell, desinfizierend, juckreizlindernd. Der Schwefel im Zwiebelsaft mindert die Schwellung und andere Symptome.
3. Ein **heißer Löffel,** alternativ tut es auch eine Kaffeetasse oder sehr warmes Wasser auf einem Wattebausch, hilft sofort. Die Hitze (45 bis 50 °C) zerstört die Mückenproteine, die den Juckreiz auslösen.
4. **Weißkohl** hilft bei Entzündungen. Einige Weißkohlblätter zerkleinern und ausdrücken, im Anschluss den Saft auf den Insektenstich tupfen.
5. Eine **Paste aus Salz und kaltem Wasser** stoppt den Juckreiz. Etwas Wasser auf einen Teelöffel Salz geben und die Paste daraus auf den Stich verschmieren.

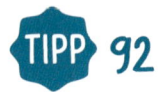

GEGEN KRAMPFADERN UND BLUTGERINNSEL: VORSICHT VOR SHAPEWEAR!

Sie straffen den Körper ohne vermeintlich kräfteraubendes Workout: Bis zu fünf Kilo sind mit der Bauch-weg-Hose wie vom Erdboden verschluckt. Haben sie früher nur die Stars auf den roten Teppichen Hollywoods getragen, sind sie mittlerweile auch in deutschen Büros angekommen: Immer mehr Frauen schwören auf die sogenannte Shapewear und tragen sie täglich.

Praktisch sind sie in der Tat, auch ich bin nach einem nahrungsreichen Winter durch das Druntertragen der Hose vermutlich der ein oder anderen fiesen Schlagzeile in der Klatschpresse entgangen – aber leider ist Shapewear auch gefährlich: Krampfadern, Blutgerinnsel und Sodbrennen sind häufig die Folge. Gerade im Bauchbereich übt die körperformende Wäsche enormen Druck auf die inneren Organe wie unseren Dick- und Dünndarm, aber auch auf Magen, Lunge und Blase aus. Ist ja auch klar: Irgendwo muss das Gewebe hin.

Das kann böse Folgen haben. Durch den Druck auf die Verdauungsorgane entstehen Sodbrennen oder die gefürchtete Ösophagitis bzw. Gastritis, eine schmerzhafte Entzündung der Schleimhäute von Magen und Speiseröhre. Auch eine eingequetschte Blase kann auf die Dauer Probleme bereiten. Und die mangelnde Blutzirkulation in den Beinen führt zu Krampfadern, im schlimmsten Fall sogar zu Blutgerinnseln.

Ich habe mich irgendwann gefragt: Warum mache ich das? Und da mir keine gescheite Antwort einfiel, habe ich beschlossen, mit gesundem Selbstbewusstsein und ohne Shapewear durch die Welt zu gehen.

💡 **TIPP:** BITTE AUCH BEI DEN SOGENANNTEN SKINNY JEANS DARAUF ACHTEN, DASS IM KNIEKEHLEN- UND WADENBEREICH NICHTS EINSCHNEIDET. IHRE VENEN DANKEN ES IHNEN.

TIPP 93

MEIN SCHNUPFEN-KNIGGE

Zugegeben: Ein Schnupfen ist eigentlich keine Katastrophe – außer der berühmt-berüchtigte Männerschnupfen schlägt mal wieder zu. Dennoch: Kaum etwas nervt so sehr wie ein richtig fieser Erkältung mit Zehn-Sekunden-Nies-Intervallen, knallroter laufender Nase und nächtlichen Hustenattacken. Doch wenn wir den großen Schnupfen-Knigge beachten, bleiben wir fast den ganzen Winter hindurch gesund.

➦ Keine Taschentücher aus Stoff, sondern aus Papier verwenden
➦ Taschentücher nur einmal verwenden, sonst führen wir uns die Bakterien beim nächsten Schnäuzen wieder zu.
➦ In der Erkältungzeit aufs Händeschütteln verzichten.
➦ Nicht in die Hand schnäuzen, niesen oder husten – sondern in den Ellbogen.
➦ In der kalten Jahreszeit zusätzlich immer wieder Hände waschen und mehrmals am Tag desinfizieren.

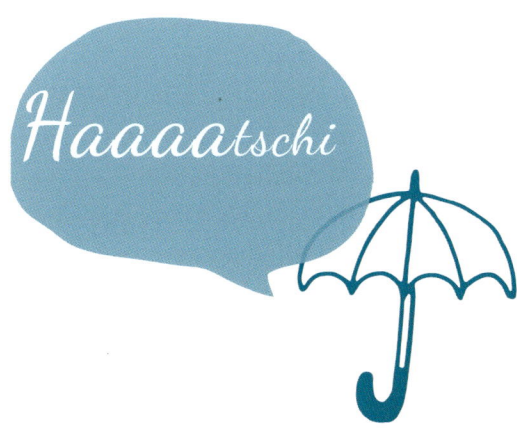

Haaaatschi

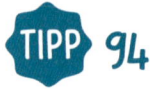

TIPP 94

DER NASE-FREI-GRIFF –
GEGEN NASENSPRAY-ABHÄNGIGKEIT

Bei einem Schnupfen greifen viele Menschen zum Nasenspray. Das Problem: Wenn die Erkältung abgeklungen ist, haben wir den Salat. Denn das Spray führt zum Abschwellen der Nasenschleimhäute, und die Gefäße in der Nase verengen sich. Für den Moment hilfreich, aber auf die Dauer sitzen wir in der Falle. Danach sind die Gefäße nämlich nicht mehr optimal durchblutet und die Schleimhäute zu trocken. Fehlt die Feuchtigkeit, kann unsere Nase Staub, Schmutz und Erreger nicht mehr abwehren und aus der Nase befördern. Um dem Zustand zu entkommen, schwillt die Nasenschleimhaut wieder an. Dem Erkälteten ist das unangenehm, er nutzt das Spray erneut. Ein Teufelskreis – wir sind vom Nasenspray »abhängig«. Und das ist keine Seltenheit – rund hunderttausend Deutsche hängen an der Sprühdose, und auch ich habe jahrelang ohne Nasenspray in der Handtasche Panik bekommen.

Da hilft alles nichts – Nasenspray schädigt auf die Dauer unsere Schleimhäute. Wir müssen wieder runter vom Spray. Kalter Entzug ist aber nicht gut. Das spontane Anschwellen der Schleimhäute kann extrem unangenehm sein und sogar Erstickungsängste verursachen.

Mit dem **Nase-frei-Griff** aus der Osteopathie für die Übergangszeit ohne Nasenspray sind wir rasch wieder »clean«. Dehnt man nämlich die von innen geschwollene Nase für eine Weile, nimmt die Schwellung ab. Diese Dehnung hält nicht ewig, sorgt aber dafür, dass wir eine Zeit lang durchatmen können, und beugt der Panik durch Atemnot vor, sodass wir den Entzug besser aushalten.

Der »Nase frei-Griff« aus der Osteopathie

1. Zeige- und Mittelfinger der einen Hand ohne Druck genau zwischen unseren Augenbrauen platzieren.
2. Die beiden Finger der anderen Hand etwa zwei Drittel tiefer ansetzen, etwa in Höhe der Nasenflügel.
3. Dann mit wenig Druck den Nasenrücken für rund 30 Sekunden dehnen, indem wir ihn in die Länge ziehen.

Nach ein paar Minuten ist die Nase freier.

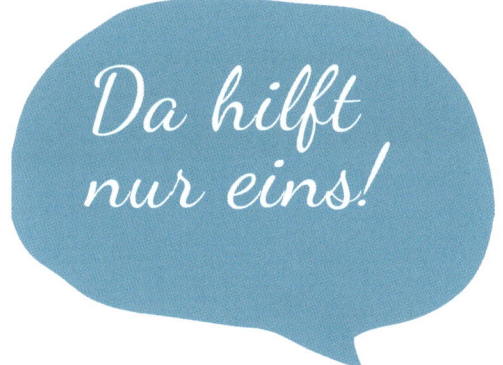

Da hilft nur eins!

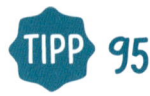

TIPP 95

NUDELWASSER GEGEN HAARBRUCH

Ich wette, Sie haben das Wasser vom Nudelkochen – so wie 99 Prozent der Deutschen – auch immer in den Ausguss geschüttet, wenn die Pasta fertig war? Verständlicherweise, woher soll man auch wissen, dass das mit Stärke und tonnenweise Mineralien versehene Salzwasser die beste und günstigste Pflegekur der Welt ist, wenn unsere Haare durch Föhnen, Glätten und Färben mal wieder eher an einen Strohballen erinnern, als seidig auf die Schultern zu fallen?

Also, beim nächsten Mal Nudelwasser nach dem Kochen abkühlen lassen, über die Haare gießen und einmassieren. Zehn Minuten einwirken lassen, im Anschluss mit normalem Shampoo die Haare waschen.

Alternativ freuen sich im Übrigen unsere Füße nach einem harten Tag im Büro oder auf High Heels über das abschwellende Mineralien-Fußbad – es macht seidig weiche Füße. Und sollte dann noch etwas übrig sein: Ab damit in den Blumenkübel, die Pflanzen freuen sich auch über den Nährstoff-Cocktail!

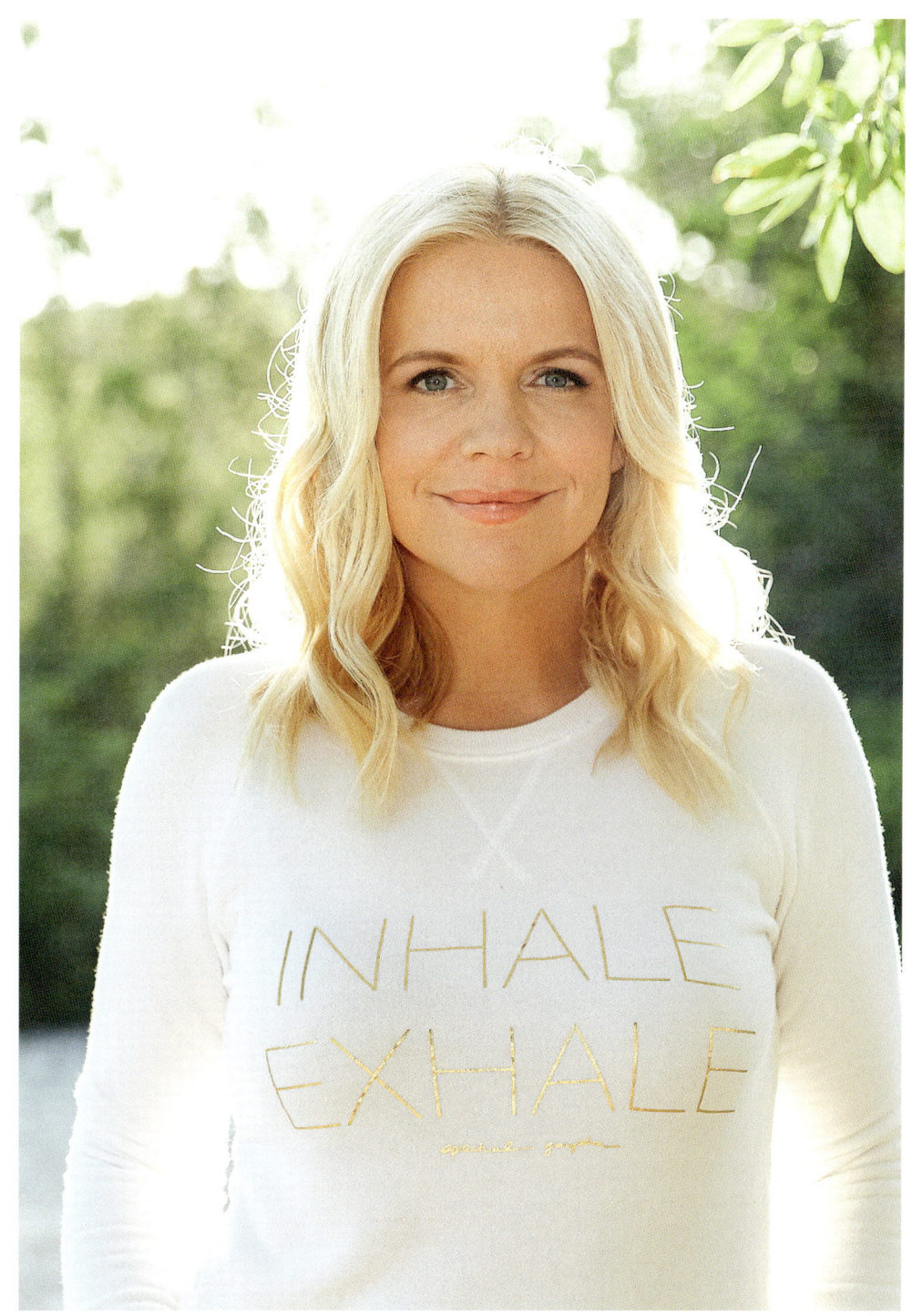

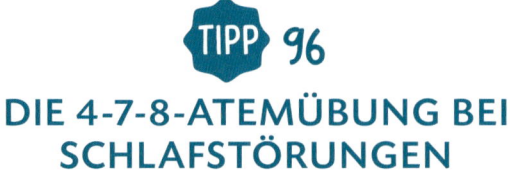

DIE 4-7-8-ATEMÜBUNG BEI SCHLAFSTÖRUNGEN

Kaum liegen wir abends im Bett, geht der Flipperautomat an – die Gedanken lassen sich nicht abstellen. Morgen muss der Termin beim Kinderarzt ausgemacht werden, Mittwoch kommt der Klempner – ach, und Oma haben wir heute wieder nicht angerufen. Aaaaaaah!

Das Problem: Wir wollen schlafen, aber unser Nervensystem läuft auf Hochtouren und will sich einfach nicht beruhigen lassen. Heiße Milch mit Honig, Schafe zählen, Fenster aufreißen – nichts hilft. Aber es gibt einen einfachen Atemtrick aus der Yoga-Lehre, der uns in 60 Sekunden einschlafen lässt, weil der Sauerstoffvorrat im Blut durch das Luftanhalten ansteigt. Das Ergebnis: Der Puls verlangsamt sich, Entspannung tritt ein.

Die vier Schritte der 4-7-8-Methode:

➤ Die Zungenspitze hinter den oberen Schneidezähnen an den Gaumen legen.

➤ Durch die Nase einatmen, dabei bis vier zählen.

➤ Anschließend den Atem anhalten und dabei bis sieben zählen.

➤ Danach durch den Mund ausatmen und bis acht zählen. Wenn Sie alles richtig machen, hören Sie ein leichtes Rauschen beim Ausströmen der Luft.

Die Übung zunächst vier Mal jeweils morgens und abends wiederholen. Sie sollten sie regelmäßig durchführen, damit sich der Körper daran gewöhnt. Nach etwa acht Wochen auf acht Zyklen morgens und acht abends erhöhen. Im Verlauf stellen sich immer geruhsamere Nächte ein.

GUT GEGEN VERSTOPFUNG

Obstipation – ich liebe dieses Wort! Es kommt in meiner Rangliste der lateinischen Medizin-Fachbegriffe direkt nach der Flatulenz, dem »Windabgang« – soll heißen: Blähungen. Herrlich. Und alles so gar nicht ekelhaft, wenn wir die Körperfunktionen aus der medizinischen Ecke betrachten. Finde ich jedenfalls. Meine Kinder sehen das anders. Ein Kollege hat kürzlich im TV den perfekten Stuhlgang geknetet – toll! Ich plädiere für die Enttabuisierung unserer Verdauung.

Aber zurück zur Obstipation, also zur Verstopfung. Sie kann äußerst schmerzhaft sein und ist überhaupt nicht gut für unsere Darmgesundheit.

Deshalb beachten Sie bitte folgende Regel: Unser Darm liebt Routine! Und die beste Zeit für das große Geschäft ist morgens – wenn es erfolgreich sein soll. Die Ergebnisse der Gastroenterologen von der Wake Forest School of Medicine in Winston-Salem haben gezeigt: Am nächsten Morgen haben wir endgültig alles verdaut, was wir am Tag zuvor gegessen haben. Diesen »Abfall« möchte der Darm dann auch gerne loswerden – daher ist er jetzt besonders aktiv. Es gibt allerdings Menschen, deren Darm ein wenig eigenwillig ist. Kein Problem, dann erzwingen Sie nicht den morgendlichen Stuhlgang, sondern trainieren ihn, sich regelmäßig zu seiner gewünschten Tageszeit zu entleeren.

💡 **EXTRATIPP: NIEMALS DEN STUHLGANG ZURÜCKHALTEN ODER, NOCH SCHLIMMER, BESCHLEUNIGEN** – beides ist Stress pur für den armen Darm. Es kann bis zu zehn Minuten dauern, bis die natürliche Darmmotorik startet – also Zeit einplanen, entspannen und die kleine Pause genießen.

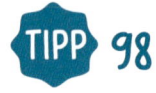

DENKERPOSE GEGEN HÄMORRHOIDEN

Es wundert mich manchmal, dass so wenige Menschen etwas über den Toiletten-Knigge wissen. Die Haltung, die die meisten von uns auf der Toilette einnehmen, ist alles andere als optimal. Im Gegenteil: Bei der normalen Position ist der Enddarm eingeknickt, was die Entleerung unseres Darms erschwert. Das liegt am inneren sogenannten Schambein-Mastdarm-Muskel, der sich nicht entspannen kann, wenn wir aufrecht sitzen.

Was viele ebenfalls nicht wissen: Zusätzlich fördert diese Haltung die Entstehung von Analfissuren und Hämorrhoiden, weil wir anfangen zu pressen. Das Ergebnis sind schmerzhafte Ausstülpungen am Darmausgang, die zu Symptomen wie Juckreiz und schmerzendem Brennen führen. Diese treten häufig auch nach Schwangerschaften auf, wenn die Rückbildung nicht vollständig erfolgt ist.

Was hilft: die Denkerposition einnehmen! Klingt das nicht toll? Und es ist doch tatsächlich so: Nirgends kommen wir auf so gute Ideen wie auf der Toilette. Dass diese sanfte Methode Hämorrhoiden zu 70 Prozent im wahrsten Sinne des Wortes »vorbeugen« kann, konnten die beiden Studienautoren Shigetsugu Takano und Dana Sands in ihrer Forschungsarbeit »Influence of body posture on defecation: a prospective Study of ›The Thinker position‹« zeigen.

Also beim nächsten Gang: Anstatt zu pressen, auf der Toilettenschüssel sitzend nach vorne beugen, die Ellbogen in Nähe der Knie auf die Oberschenkel stützen und den Kopf in die Hand legen. Dann befinden wir uns in der natürlichen Hockstellung, in der bereits unsere Vorfahren in den Wäldern saßen – und die haben diese Stellung nicht umsonst eingenommen.

Alternative: der Fußschemel

Auch ein kleiner Fußschemel hilft (Höhe 20 bis 30 Zentimeter): Füße während des Toilettengangs auf den Schemel stellen. Dadurch entsteht ein steilerer Winkel zwischen Darm und After – der Enddarm ist dann schön gerade, und der Stuhl hat ebenfalls freie Fahrt.

💡 **EXTRATIPP**: Um die morgendliche Darmaktivität zusätzlich zu unterstützen, nach dem Aufstehen ein großes Glas warmes Wasser, einen Kaffee (Koffein stimuliert Stoffwechsel und Verdauung) oder Fenchel- bzw. Kamillentee (beugt Blähungen vor) trinken.

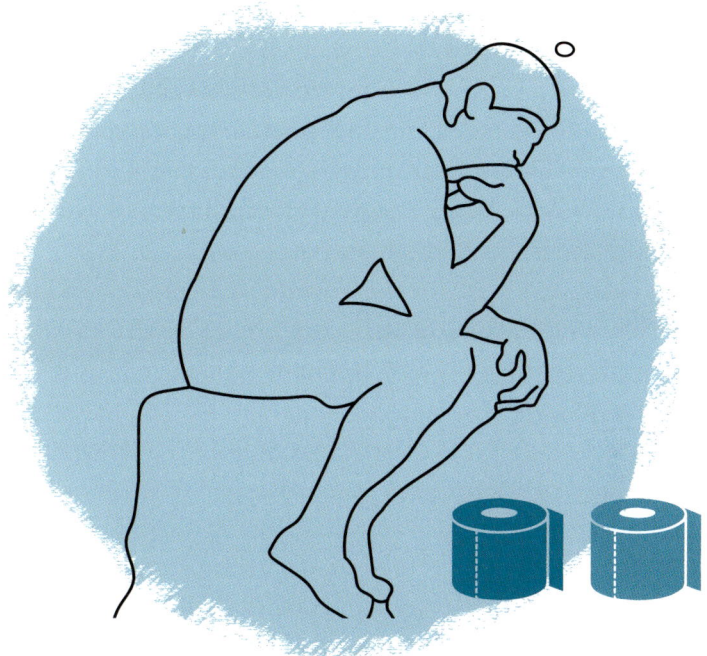

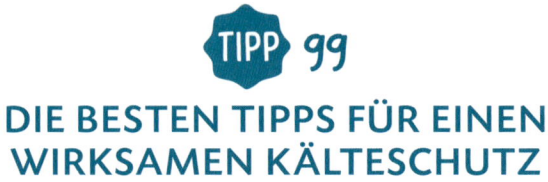

DIE BESTEN TIPPS FÜR EINEN WIRKSAMEN KÄLTESCHUTZ

Zieh dir Handschuhe an! An kalten Tagen habe ich meine Mutter immer noch im Ohr. Damals habe ich den Rat nicht befolgt – mit dem Ergebnis, dass ich spätestens zu Weihnachten aufgesprungene Risse an den Händen hatte.

Irgendwann habe ich darüber nachgedacht: Was passiert mit unserer Haut im Winter? Und habe recherchiert: Bei einer Außentemperatur unter acht Grad kann die Haut nicht mehr ausreichend mit Fett versorgt werden. Die geringe Luftfeuchtigkeit trocknet sie aus. Vor allem zwischen den Fingern und an den Unterschenkeln wird sie schuppig, juckt, entzündet sich. Die Folge: kleine Risse in der obersten Hornschicht. Die natürliche Schutzfunktion der obersten Hautschicht ist hinüber. Zusätzlich funktioniert unser Immunsystem bei Kälte nicht mehr, und die Schleimhäute trocknen durch die Heizungsluft aus. Dann haben Erreger ein leichtes Spiel.

Was hilft?

1. Fetthaltige Cremes mit Vitamin E und Aloe vera auftragen.
2. Die zarte Lippenhaut trocknet besonders schnell aus, da sie keine eigenen Schutzlipide besitzt. Täglich einen Lippenpflegestift benutzen, am besten mit LSF 15, denn Sonnenlicht trocknet zusätzlich aus.
3. Um das Austrocknen der Schleimhäute zu verhindern: 1,5 bis 2 Liter pro Tag trinken (Wasser oder Tee).
4. Kälte legt unser Immunsystem lahm, daher täglich sogenanntes Immunfood essen. Viel frisches Obst und Gemüse mit Vitamin C: Zitrusfrüchte, Paprika und Kiwi.
5. Wenn Sie schnell frieren, sollten Sie im Winter Ihre Ernährung umstellen. Auf Ananas, Bananen, Kiwi und Mandarinen, Joghurt, Quark, Blattsalate, Rohkost und Weißwein sollten Sie beispielsweise verzichten. Stattdessen

wärmende Lebensmittel wie Lamm, Fenchel, Nüsse und Samen, Trut-
hahn, Ziegenkäse und Rotwein verzehren. Alternativ: Die kühlenden
Lebensmittel durch wärmende Gewürze neutralisieren. Also zum Beispiel
Zimt in den Joghurt oder Chili aufs Obst.

6. Scharfe Gewürze wie Chili, Cayenne- oder schwarzer Pfeffer, Currypulver
und Tabasco im Essen helfen, um nicht mehr zu frieren. Der Inhaltsstoff
Capsaicin löst ein Brennen im Mund und die typische Hitze aus.

7. Für ein wärmendes Gefühl im ganzen Körper: Ingwer. Ein Stück der
Knolle mit den ätherischen Ölen schälen, klein schneiden und mit heißem
Wasser aufgießen. Wirkt auch wunderbar, um eine Erkältung abzublo-
cken – am liebsten mit Zitronensaft und etwas Honig.

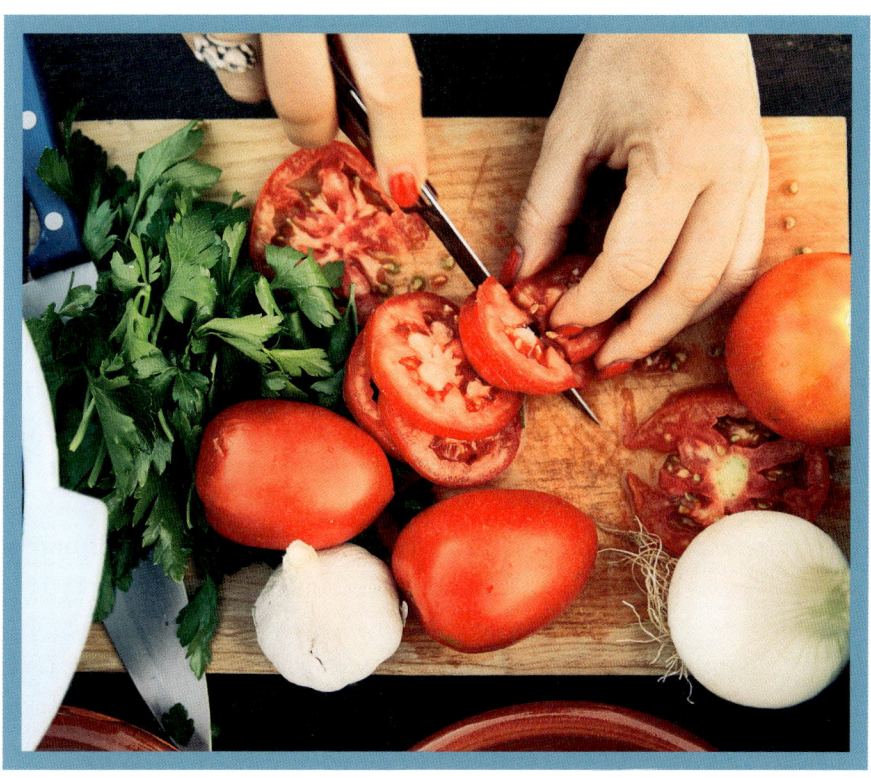

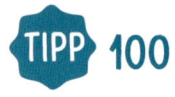

SEIFEN-TRICK GEGEN MUSKELKRÄMPFE

Muskelkrämpfe treten häufig nachts auf und reißen uns aus dem Schlaf. Der Grund ist möglicherweise eine Störung des Natriumhaushalts. Wenn Sie ab und zu darunter leiden, probieren Sie mal Folgendes aus: Wickeln Sie ein Stück Kernseife (ja, so was gibt es noch, und zwar in jedem Drogeriemarkt) in ein dünnes Tuch aus Baumwolle und legen Sie es unter oder neben die Waden. Dies ist einer der wenigen Tipps in diesem Buch, die nicht wissenschaftlich bewiesen sind. Die Vermutung ist, dass der hohe Natriumgehalt der Seife (die relativ viel Salz enthält) die Krämpfe verhindert. Klingt nach Hokuspokus, aber funktioniert! Und das ist manchmal ein wichtigeres Beweismittel als eine wissenschaftliche Studie, finde ich.

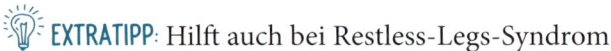 **EXTRATIPP:** Hilft auch bei Restless-Legs-Syndrom.

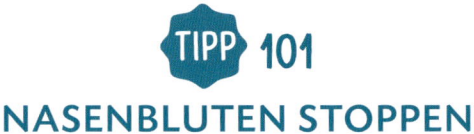

NASENBLUTEN STOPPEN

Hartnäckig hält sich das Gerücht, man solle bei Nasenbluten den Kopf in den Nacken legen. Bitte nicht! Das ist das Schlimmste, was wir tun können, denn dadurch läuft das Blut in den Rachen und direkt durch die Speiseröhre in den Magen! Ergebnis: Uns wird auch noch schlecht und wir müssen uns übergeben. Außerdem kann das Blut bei dieser Haltung in die Bronchien geraten, sodass wir Atemnot bekommen. Richtig ist stattdessen folgende Haltung: Die Nasenflügel für mindestens zwei Minuten bei nach vorn geneigtem Kopf zusammenzudrücken. Durch die aufrechte Haltung wird der Blutdruck im Kopf verringert, durch den Druck verschließt sich das kaputte Gefäß. Und: Bei häufigem Nasenbluten bitte einen Arzt aufsuchen.

TIPP 102

DAS KÜHLSCHRANK-QUARTETT
GEGEN SONNENBRAND

Fischhaut auf den Sonnenbrand! Wieder so eine Meldung, die zwar überaus lustig ist, aber nicht gerade universell anwendbar, würde ich sagen.

Wir können allerdings einige andere natürliche Medizin aus dem Kühlschrank »fischen«, wenn wir keine teuren After-Sun-Cremes verwenden wollen. Diese vier Lebensmittel sollten wir deshalb immer dahaben:

➤➤ **Naturjoghurt.** Gekühlt auf ein Handtuch auftragen und wie einen Wickel auf die verbrannte Haut legen. Die im Joghurt enthaltenen Mikronährstoffe nimmt die Haut besonders gut auf. Mineralstoffe wie z. B. Kalzium und Vitamine beruhigen die Haut, die Feuchtigkeit des Joghurts nimmt das Spannungsgefühl. Und die Milchsäure sorgt für ein gesundes Hautmilieu.

➤➤ **Ei.** Eigelb weg und mit dem Eiweiß die Schmerzen lindern. Zu Eischnee schlagen und den proteinhaltigen Schaum auf die betroffenen Stellen auftragen.

➤➤ **Natriumhydrogencarbonat,** eigentlich Backofenreiniger und Kuchenzutat (im Backpulver enthalten, im Handel auch als »Backsoda« zu bekommen), ist ein Wundermittel. Einen Viertelliter Wasser mit einem Esslöffel von dem Pulver mischen und auf eine Kompresse auftragen. Das kühlt und beruhigt.

➤➤ **Zitronensaft** wirkt antiseptisch und regenerierend. Eine Tinktur aus Zitronensaft und etwas Wasser auf eine Kompresse aufgetragen und dann auf den Sonnenbrand geben. Das desinfiziert und bringt durch die Zitronensäure das Hautmilieu wieder ins Gleichgewicht.

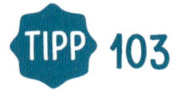

TIPP 103

MIT TROCKENOBST GEGEN VERSTOPFUNG

Meine Großmutter hatte immer eine Tüte Trockenpflaumen – auch bekannt unter dem Namen Backpflaumen – im Haus. Und immer, wenn eins der Enkelkinder Bauchschmerzen hatte, weil die Verdauung hakte, hieß es: »Hier hast du eine Pflaume, dann flutscht es wieder, und die Bauchschmerzen sind passé.« Dreißig Jahre später, also kürzlich, saß ich mit einer Freundin und ihrem Mann im Urlaub in einer Tapas-Bar, als sie, während sie vom Schinken-Käse-Bocadillo abbiss, ihr Leid klagte: »O Mann, ich habe so eine Verstopfung – erst so ein kleines Häufchen hab ich gestern nach einer Woche hinbekommen.« Glücklicherweise ist ihr Mann Mediziner und kennt solche Probleme zuhauf (haha), sonst hätte ich den Zeitpunkt für die Geschichte als etwas unglücklich empfunden.

ABER WIE AUCH IMMER: Verstopfung kommt häufig vor und beruht in der Regel auf einer dauerhaft stärke- und zuckerreichen und ballaststoffarmen Ernährung in Kombination mit zu wenig Bewegung. Die gute alte Backpflaume hilft hier tatsächlich durch ihre abführende Wirkung. Ob die richtige Dosis bei Ihnen eine, zwei oder sogar drei Pflaumen sind, müssen Sie ausprobieren. Viel Glück!

TIPP 104

MIT REINER PFEFFERMINZE DIE ZECKEN VERJAGEN

Mit der Zeckenentfernung, das ist ja so eine Sache: Einerseits sagt man: Auf keinen Fall Öl auf die Zecken geben, um sie zu entfernen, da sie durch das Öl häufig absterben und vorher noch ihren Darminhalt in die Wunde erbrechen! Das klingt natürlich wirklich nicht besonders erstrebenswert. Andererseits ist es auch gefährlich, wenn wir die Parasiten beim Herausziehen zerquetschen, weil sich auch dabei der Darminhalt in die Bissstelle entleert.

Mein Trick ist die goldene Mitte: Ich gebe reine, flüssige Pfefferminze auf die Zecke! Das ätherische Öl wirkt wie ein kurzer Knockout – und nach kurzer Bewusstlosigkeit zieht sie sich raus und sucht das Weite. Und dann ist sie dran. Zecken sind die einzigen Tiere, die ich ohne schlechtes Gewissen eliminiere, da sie unsere Gesundheit gefährden.

💡 EXTRATIPP: ZECKEN BITTE NICHT IN DIE TOILETTE SPÜLEN – SIE KÖNNEN DORT BIS ZU ZWEI WOCHEN ÜBERLEBEN UND WIEDER RAUSKRABBELN. Entweder zerquetschen oder verbrennen. Oder – Tipp einer Freundin – in Tesafilm einwickeln und im Müll entsorgen.

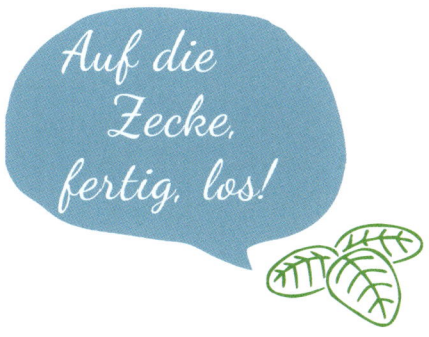

Auf die Zecke, fertig, los!

TIPP 105

BETTEN MACHEN? NUR WENN SIE MILBEN LIEBEN!

Es ist echt schwierig zu wissen, was wir dürfen oder nicht, wenn wir gesund bleiben wollen. Das musste auch meine Freundin Ariane erfahren, als wir kürzlich wieder mal zusammen Urlaub machten.

Wohlerzogen und ordnungsliebend, wie sie ist, wollte sie morgens das Bett machen, aber ganz ehrlich: Selbst schuld, wenn man die Ferien mit einer Medizinjournalistin verbringt, die den ganzen Tag nichts anderes macht, als neue Gesundheitsstudien zu verschlingen.

»Mach das nicht!«, entfuhr es mir.

»Wieso denn das jetzt wieder nicht?«, fragte Ariane genervt.

»Na ja, wenn du das Bett nach dem Aufstehen mit der Bettdecke zumachst, vermehren sich die Milben dort wie die Karnickel«, habe ich sie belehrt.

Das ist erwiesen: Ein Forschungsteam hat herausgefunden, dass die Menge an Milben in einem gemachten, quasi verschlossenen Bett deutlich höher ist als in einem ungemachten Bett. Dafür muss man wissen: Milben können nur überleben, wenn sie über die Poren ihres Körpers Wasser aufnehmen – und sich von Körperzellen ernähren. Und beides finden sie morgens im feuchtwarmen Milieu unserer Betten. Machen Sie direkt nach dem Aufstehen Ihr Bett, können die Tierchen den ganzen Tag über eine schöne Milben-Party feiern und sich für die Menschen zur Gefahr entwickeln. Ihre Ausscheidungen verursachen nämlich asthmaähnliche Symptome. In einem ungemachten Bett ohne zugeklappte Decke überleben Milben nur sehr schwer, weil das Licht und die Wärme die Milben austrocknen.

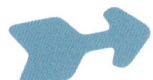 **ICH SAG JA: ES LEBE DIE UNORDNUNG!**

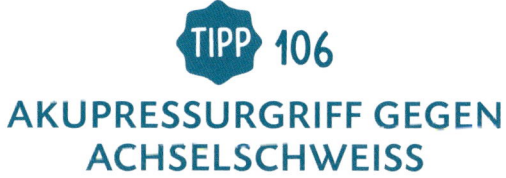

TIPP 106

AKUPRESSURGRIFF GEGEN ACHSELSCHWEISS

Der Horror aller Menschen, die auf einer Bühne oder im TV etwas vortragen müssen: Schweißflecken unter den Achseln – sichtbar auf bestimmten Stoffen und Farben als riesige dunkle Flecken um die Achselhöhlen. Der seinerzeit sehr präsente TV-Moderator Andreas Türck erntete vor einigen Jahren Häme in Hülle und Fülle für seinen schwitzigen Ausrutscher. Dabei konnte er ausgerechnet dafür nun wirklich nichts.

Da Schweißflecken aber wirklich blöd und lästig sind, können Sie einen Akupressurgriff dagegen anwenden. Die dafür zuständigen Energiepunkte liegen in Ohrläppchen-Höhe, etwa einen Fingerbreit hinter dem Ohr am Schädelknochen. Hier links und rechts gleichzeitig mit dem Zeigefinger in kreisenden Bewegungen massieren, um abzukühlen.

Alternativ können Sie übrigens auch mal wieder die gute alte Zitrone heranzitieren: Einfach mit dem Messer durchschneiden und die Achselhöhlen damit einreiben. Und sollten Sie beim ersten Date merken, dass es vor lauter Aufregung unter den Armen losgeht, und Sie wollen sich verständlicherweise nicht beim Essen an den Ohren rumkneten: Entschuldigen Sie sich kurz, nehmen Sie eine Papierserviette mit zur Toilette, reißen Sie sie in zwei Stücke und klemmen sie unter die Achseln.

FÜR DIE BLASE: CRANBERRY-SHOTS STATT ANTIBIOTIKUM

Seitdem ich 2003 den Film *Lost in Translation* mit Bill Murray gesehen habe, wollte ich an den Ort, an dem er spielt: das Hyatt Hotel in Tokyo. Ich wollte auf dem Fensterbrett im vierundfünfzigsten Stock sitzen wie Scarlett Johansson im Film und sinnierend über die Stadt schauen.

2005 war es so weit. Von meinem damaligen Freund bekam ich die Reservierung für den Flug Hamburg – Tokyo per Fax (ha! Dafür müsste man heutzutage erst mal in ein Antiquitätengeschäft gehen, um so ein Gerät zu besorgen) als Überraschung in das Hotel in Berlin geschickt, wo ich gerade gedreht habe. Romantisch, oder? Der Anfang des Trips war dann allerdings alles andere als romantisch – eine Blasenentzündung in Tokyo ist kein Spaß! Natürlich war es auch noch ein Feiertag, Englisch spricht dort kaum jemand, und normale Buchstaben gab es auch nicht auf dem Rezept für das Medikament, das der Arzt (der im Übrigen durchgehend nur mit meinem Freund sprach) mir überreichte. Ich vermute, es war ein Antibiotikum – ich hatte aber auch mittlerweile solche Schmerzen, dass ich alles geschluckt hätte in der Hoffnung auf Besserung.

Besser ist es, wir behandeln so eine Entzündung früher – wenn sie sich durch stechendes Ziehen und Brennen ankündigt, was sicher viele von Ihnen kennen. Schuld daran sind Bakterien, insbesondere Kolibakterien, aber auch Staphylokokken und andere, die zuschlagen, wenn die natürlichen Abwehrmechanismen von Harnröhre und Blase beispielsweise durch Kälte geschwächt sind.

Deshalb stimmt übrigens auch der Spruch, den Mütter gerne von sich geben: »Sitz nicht so lange auf dem kalten Stein!« Nicht, weil Kälte die Entzündung macht, sondern weil das Immunsystem bei Kälte schlechter arbeitet und die immer vorhandenen Bakterien sich dann in Hülle und Fülle vermehren können.

Gegen die Entzündung brauchen wir aber noch nicht mal unbedingt ein Antibiotikum. Abgesehen davon, dass wir *sofort* Wasser oder Tee in uns reinkippen sollten, als gäbe es keinen Morgen, damit so viele Bakterien wie möglich ausgeschwemmt werden, hilft Saft. Und zwar reiner Cranberry-Saft – der aus dem Reformhaus. Er enthält Keim-Killer-Substanzen namens Proanthocyanidine (PACs), bioaktive Stoffe, die die Bakterien in der Blase quasi umhüllen, sodass sie sich nicht mehr in der Schleimhaut einnisten können und wir sie mit dem Urin ausscheiden. Bitte immer eine Flasche davon zu Hause haben und bei der kleinsten Ankündigung einer Blasenent-zündung stündlich ein Schnapsglas davon mit Wasser verdünnen und trin-ken. Wer besonders häufig unter Blasenentzündungen leidet, sollte sich auch nach dem Schäferstündchen mit dem Partner ein Gläschen davon gönnen – dann tritt die Blasenentzündung nämlich besonders gerne in Erscheinung.

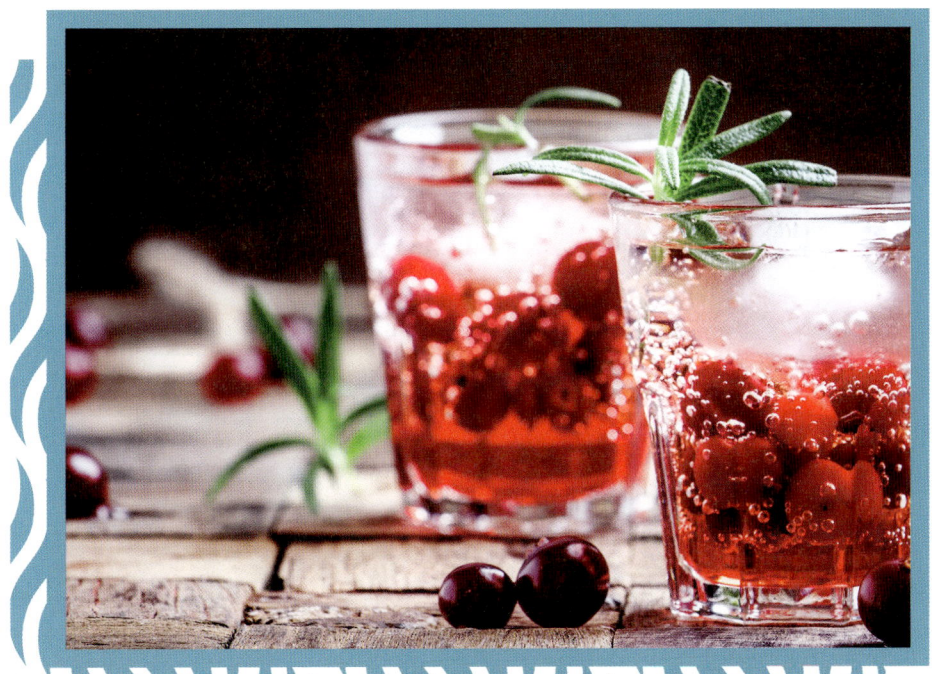

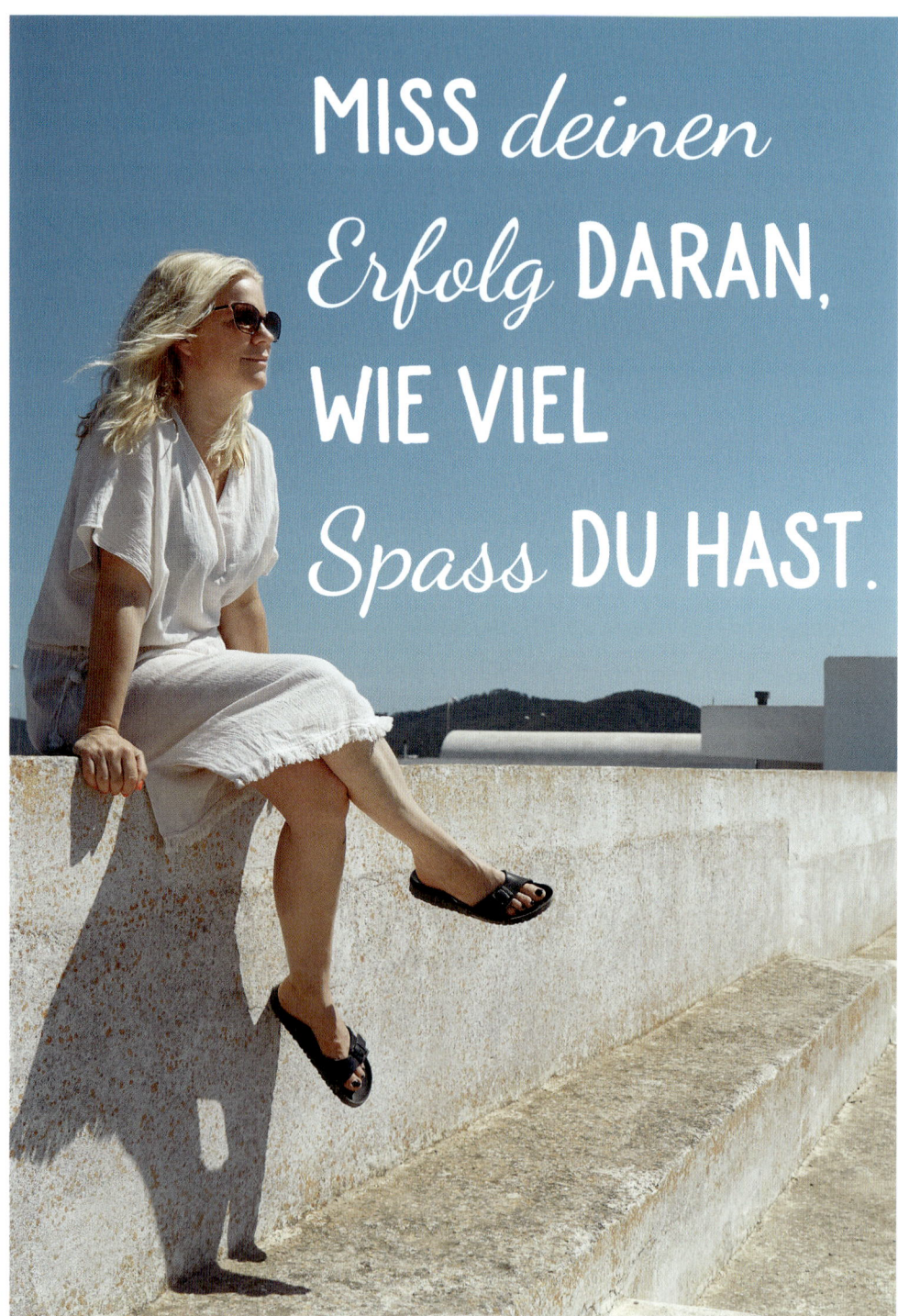

MISS *deinen*
Erfolg DARAN,
WIE VIEL
Spass DU HAST.

TAKE HOME

Und zum Schluss zum »An-die-Wand-Hängen« noch meine zehn Gebote für ein langes Leben in Gesundheit. Mit Betonung auf dem Wort GEBOT – statt VERBOT. Wir haben das Glück, all diese Dinge für unseren Körper und Geist tun zu können. Genießen Sie es!

1. TÄGLICH EINE VIERTELSTUNDE BEWEGEN.

2. JEDEN TAG OBST, GEMÜSE UND OLIVENÖL VERZEHREN.

3. ROTES FLEISCH UND SÜSSIGKEITEN NUR AN ZWEI TAGEN PRO WOCHE ESSEN.

4. ZWEI MAL PRO TAG EIN GLAS AYURVEDISCHES WASSER UND ZUM ABENDESSEN EIN GLAS WEIN TRINKEN.

5. ÜBERGEWICHT (BMI ÜBER 30) VERMEIDEN.

6. NICHT RAUCHEN.

7. NACHTS SIEBEN STUNDEN SCHLAFEN.

8. FAHRSTÜHLE UND ROLLTREPPEN UMGEHEN.

9. TROTZ EILE ALLE DINGE LANGSAM ERLEDIGEN.

10. DEN KONTAKT ZU FAMILIE UND FÜNF GUTEN FREUNDEN PFLEGEN.

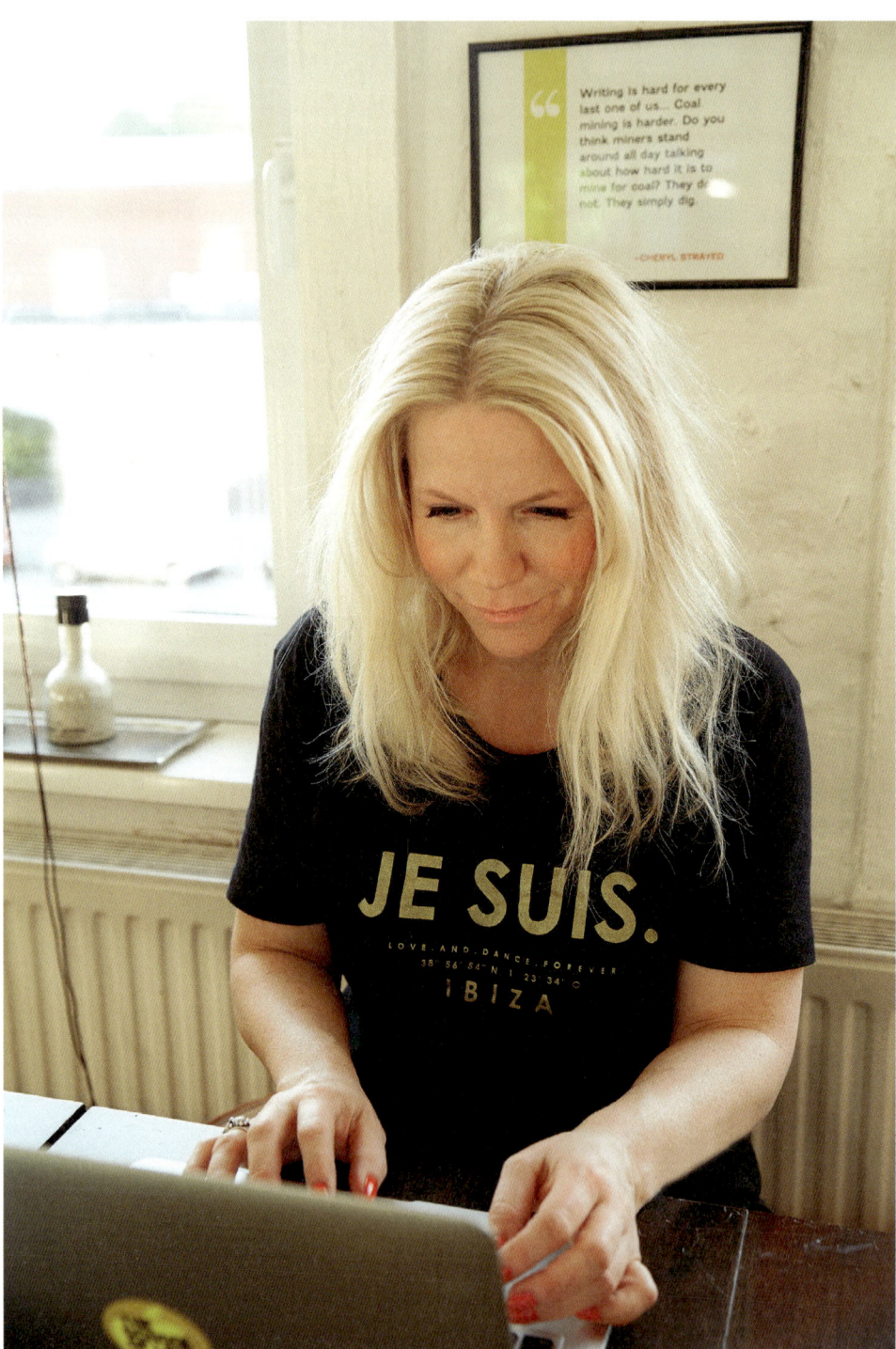

TACK!

Ich hoffe, dass meine gesammelten Gesundheitstipps und Tricks vielen Menschen zu einem gesünderen und sexy Leben verhelfen, weil sie die Tipps nicht nur lesen, sondern auch anwenden! Sie sind mein Geschenk für Sie alle, die wie ich ihre Gesundheit lieben!

Wie es bei Preisverleihungen immer so schön heißt, wäre dieser Ratgeber aber nie möglich gewesen ohne die Inspiration und Unterstützung vieler toller Menschen, Tiere und Orte, die mich auf dem Weg begleitet haben. Es ist mir wichtig, ihnen allen gebührend zu danken. Und zwar in aller Ausführlichkeit, da mir hier – im Gegensatz zu Preisverleihungen – niemand das Mikro nach einer Minute wegreißen kann. Ha!

Selbstverständlich stehen meine Eltern CAROLINE & NIELS mit ihrem Hundezirkus an allererster Stelle. Meine Kinder June und Lovis sagen immer: »Mormor« (so heißt Oma mütterlicherseits auf Schwedisch) ist der netteste Mensch und »Morfar« (das ist logischerweise dann das männliche Pendant) ist der lustigste Mensch auf der ganzen Welt! Und so ist es auch. Diese Kombination ist unschlagbar, und ich bin dankbar für diese Gene.

Zudem haben sie mir noch meine sechs Jahre jüngere Schwester HELENA verpasst, die lustiger nicht sein könnte. Und so schlau, dass sie während meines Studiums meine Uni-Hausarbeiten korrigiert hat, während sie selbst noch zur Schule ging. Mittlerweile ist sie HR-Chefin eines großen Unternehmens in Australien und nach wie vor meine engste Mentorin in allen Lebenslagen. Ich bin dafür die Patentante ihrer beiden Kinder Kiefer & Kennedy.

Meinem Mann REINHARD danke ich dafür, dass er mir die besten Kinder der Welt geschenkt hat: JUNE & LOVIS. Rothaarig, wild und die unterhaltsamsten Mitbewohner, die man sich wünschen kann. Leider nicht gerade die ordnungsliebendsten. Sie haben noch zwei Brüder, mit denen ich einen wichtigen Teil meines Lebens verbracht habe: Mika & Bruno – es war nicht immer einfach mit mir, aber ihr seid toll und noch tollere große Brüder!

VANESSA SARTORIUS von der Agentur Crossover, die seit über zehn Jahren an meiner Seite ist und mich davor bewahrt, dumme Geschäfte zu machen. Sie sorgt dafür, dass meine Kinder immer genug zu essen auf dem Tisch haben. An ihrer – und somit an meiner – Seite waren und sind Verena Rusche und Christina Trianti. Ihr drei seid Granaten darin, den Flipperautomaten in meinem Kopf in Schach zu halten!

Den Machern der besten Fernsehsendung am frühen Morgen, dem SAT-1-Frühstücksfernsehen, danke ich dafür, dass sie uns bei »Gesünder mit Karlinder« jeden Dienstag eine Plattform geben: Claus Strunz, Matthias Grau, Jürgen Meschede, Oliver Kornemann, Kaspar Pflüger, Martin Spieker, Steffi McClain mitsamt dem gesamten Team. (Ach so: Wie wäre es eigentlich mal mit einer wirklich unterhaltsamen Gesundheitssendung bei SAT 1? Einfach melden ☺) Und: Uwe Schlindwein! Der treuen Seele Andreas Gerlach für die Unterstützung und Entwicklung der Rubrik, Lars Juretzko, Imke Jungnickel, Liane Schultka, Angelika Rahm und den Moderatoren Marlene Lufen, Daniel Boschmann, Alina Merkau, Matthias Killing, Chris Wackert & Karen für ewig unvergessliche Stunden der Plaudermedizin. Es ist der schönste Job der Welt, mit euch den gesunden Teil dieser Sendung zu gestalten. Und: Ja, Jürgen, wir werden gemeinsam (gesund!) alt.

SABINE JAENICKE für die stets konstruktive und inspirierende Unterstützung bei der Entstehung dieses Buches. Carlo Günther, Dirk Kauffels, Bettina Halstrick, Claudia Oelkuch, Antje Buhl, Katharina Scholz sowie Anja Volkmer und Katharina Ilgen für das Flankieren zur Veröffentlichung. Ulrike Strerath-Bolz für das hervorragende Lektorat – und gute Nerven, wenn meine technischen Kenntnisse zu wünschen übrig ließen. Claudia Sanna für die kreative grafische Umsetzung.

Tausend Dank an HEINO TRUSHEIM für die humorvolle Beratung (Ilovestandup.de) & JULIA BÖHME für den freunschaftlichen inhaltlichen Input.

JUAN & MARIA mitsamt Kindern vom Hostal Mar Blau auf Ibiza, weil sie mir die schönste Zeit meines Lebens in ihrer Finca auf Ibiza ermöglicht haben und mir das Gefühl gegeben haben, dass es mein Haus ist. Die meisten Fotos und Texte des Buches sind dort entstanden. Juan, du bist mein ibizenkischer »Vater«.

Meine TOP 5: Susana Gil Sobisch, Jantra Kress-Bleiziffer, Frau Schulz, Laura de Lázaro und Daniela Gergen.

Oscar Beltrán.

Meiner Rettungsdienst-Partnerin Lissy Rahmann für unvergessliche Stunden während unserer Ausbildung zur Rettungsassistentin. Alexander Laftschiew für hoffentlich noch viele Jahre als »Sollmaate«.

Für viel Rouge und Geduld: Ellis, Nina Hasemann, Ute Münzer-Spieß, Leonie, Lexa Deinhard, Thu Njurgens und Monika.

Claudia Herberger für illustre Stunden vor der Kamera und für den Tipp, immer so zu leben, als hätte man nur noch sechs Monate – aber was ist eigentlich, wenn man doch noch länger lebt und dann das Geld alle ist?

Und zum Schluss gilt mein Dank noch folgenden Menschen – jeder von ihnen weiß, warum: Katja Krohn & Maren Uhrbrook, Leonhard Döderlein, Andrea & Manuela, Anne Peteranderl & das Team der Orthopädischen Kinderklinik Aschau, Markus Weber & Christine Gräfe, Vicky & das Black Delight, Kathrin, Philipp & Lissy Hoffmann, Meike Günther, Annika Becker, Cornelia Hülstede, Roberto Spadoni, Darling Stefan Fuhr & Darlings Darling, Max Reichwald, Rainer der Schreiner & Birgit, Maribel mit Rut & Emma, Monika, Flo Wraage, Stefan Hunger & Noemi, Marianne & Helmut Wunderskirchner, Golo Willand, Jenny Langguth, Sandra Fritz, Jenny Kiebat, Dirk Bachmann, Conny Hasselbach, Kevin Nafar, Carola Kippenberger, Solveig & dem gesamten Team der KAIFU-LODGE, Ida Burckhardt, Michalis Pantelouris, David Stegemann, Stefanie Ringe, Jutta, Tobias Bergerhoff, Andre Koch, Marion Harnisch, Sebastian Hess, Franziska Stremming, der Harries-Clan, Andrea Haustätter, Patrick Bachellerie, Moster Leni & Hans. Und: Alle, die ich trotz nächtelanger Grübelei, ob ich jemanden vergessen habe … dann leider doch vergessen habe.

Und nicht zuletzt: meiner Main-Coon-Katze Hector für stets beruhigendes Schnurren neben meinem Laptop und Golden Retriever Henry & Cocker-Pudel Chewbacca für ihre bedingungslose Liebe.

FÜR IMMER FIT UND SCHLANK

BEAUTY AGING

MIT MEHR ENERGIE ZUR SUPERWOMAN

VON KOPF BIS MENSCH

ZURÜCK ZU MEHR WEIBLICHKEIT

NUR DAS BESTE FÜR MEINE LIEBEN

TIPPS & TRICKS FÜR EINEN GESUNDEN ALLTAG

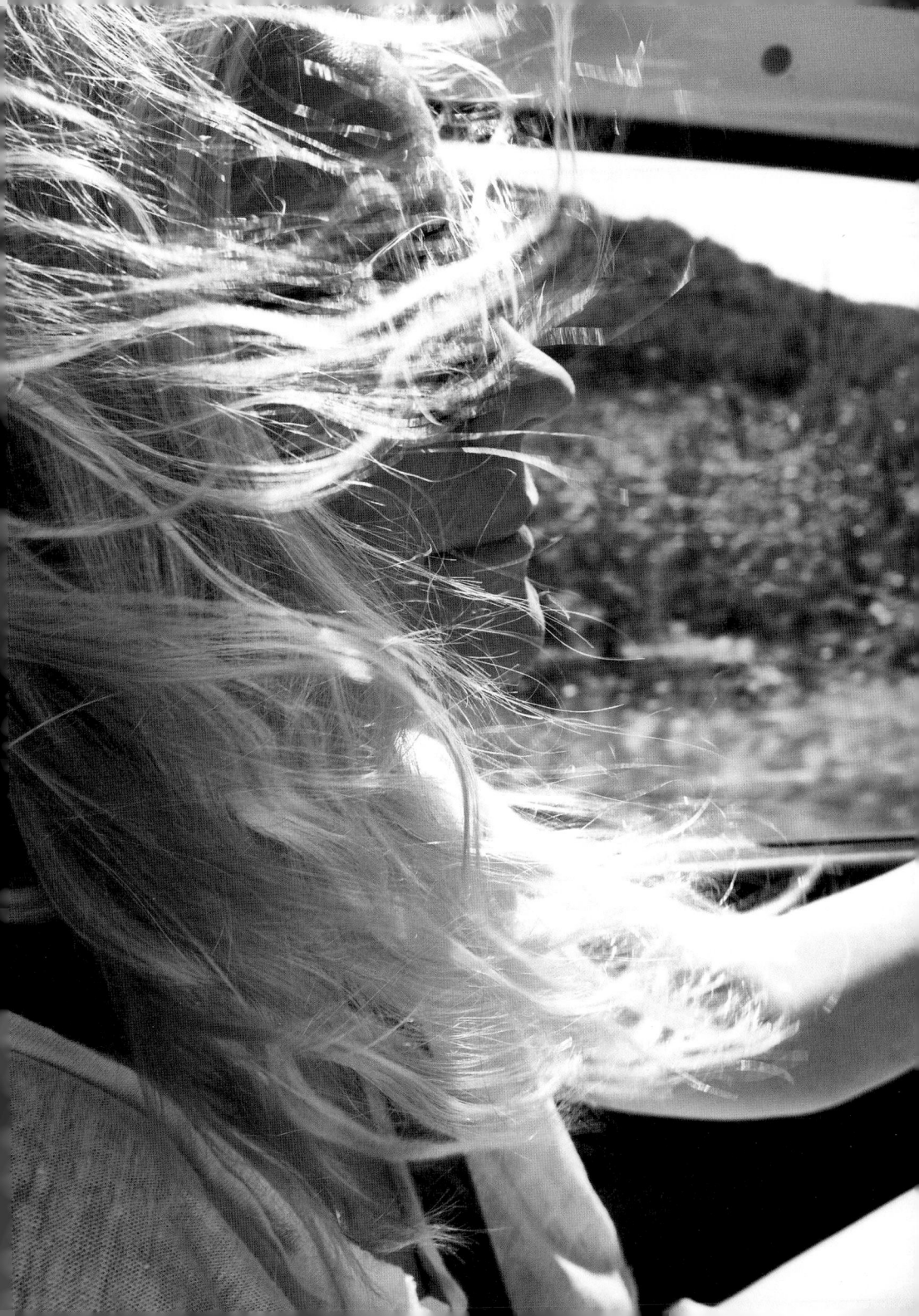

Besuchen Sie uns im Internet:
www.mens-sana.de

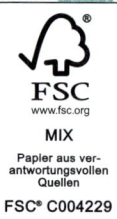

Originalausgabe März 2018
© 2018 Knaur Verlag
Ein Imprint der Verlagsgruppe Droemer Knaur GmbH & Co. KG, München
Redaktion: Dr. Ulrike Strerath-Bolz
Covergestaltung: ZERO Werbeagentur, München
Coverabbildung: Reinhard Hunger
Hintergründe, dekorative Elemente, Illustrationen und Foto S. 197: Shutterstock.com
Gesamtgestaltung: atelier-sanna.com, München
Druck und Bindung: Uhl, Radolfzell
ISBN 978-3-426-65824-6

5 4 3 2 1

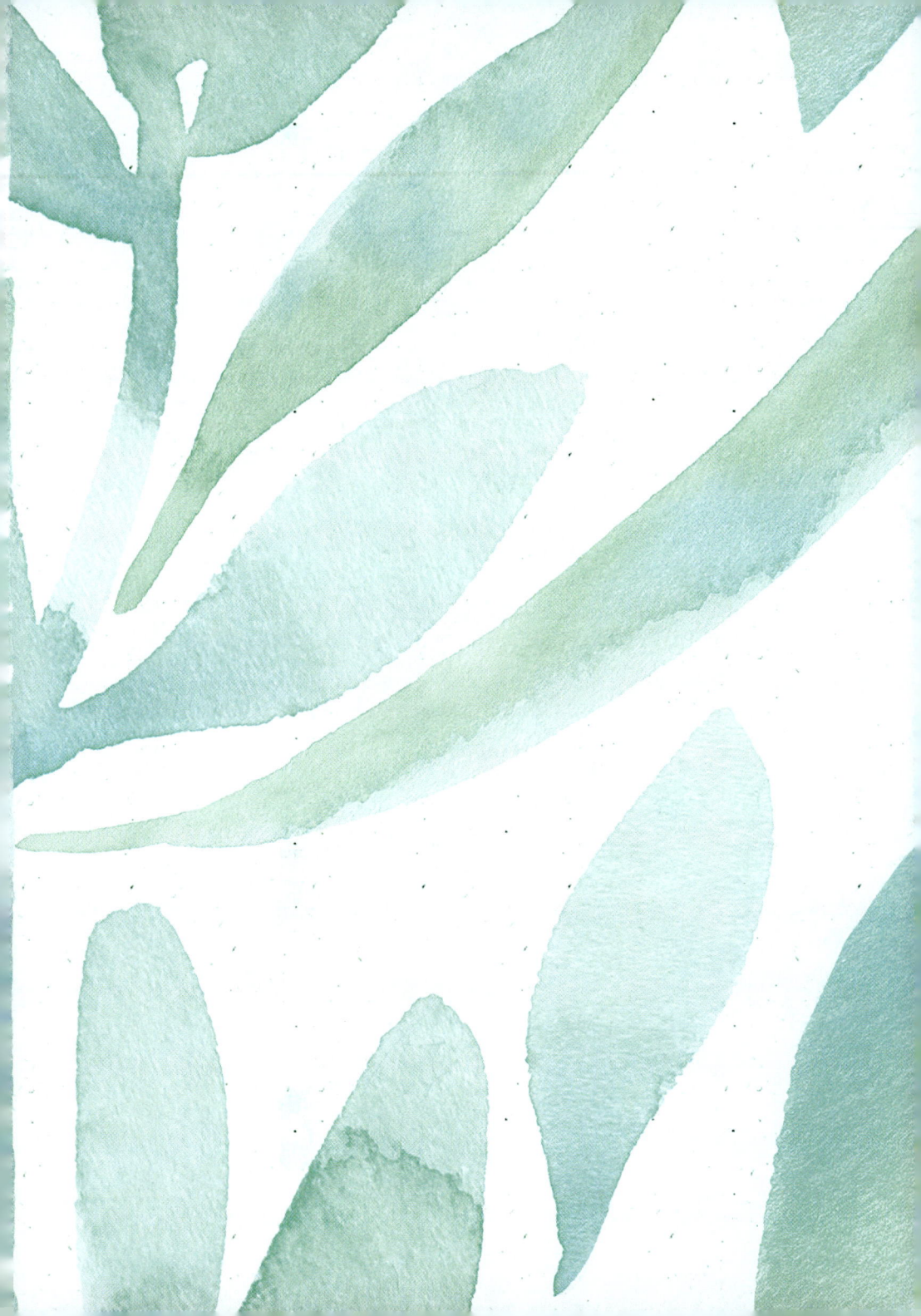

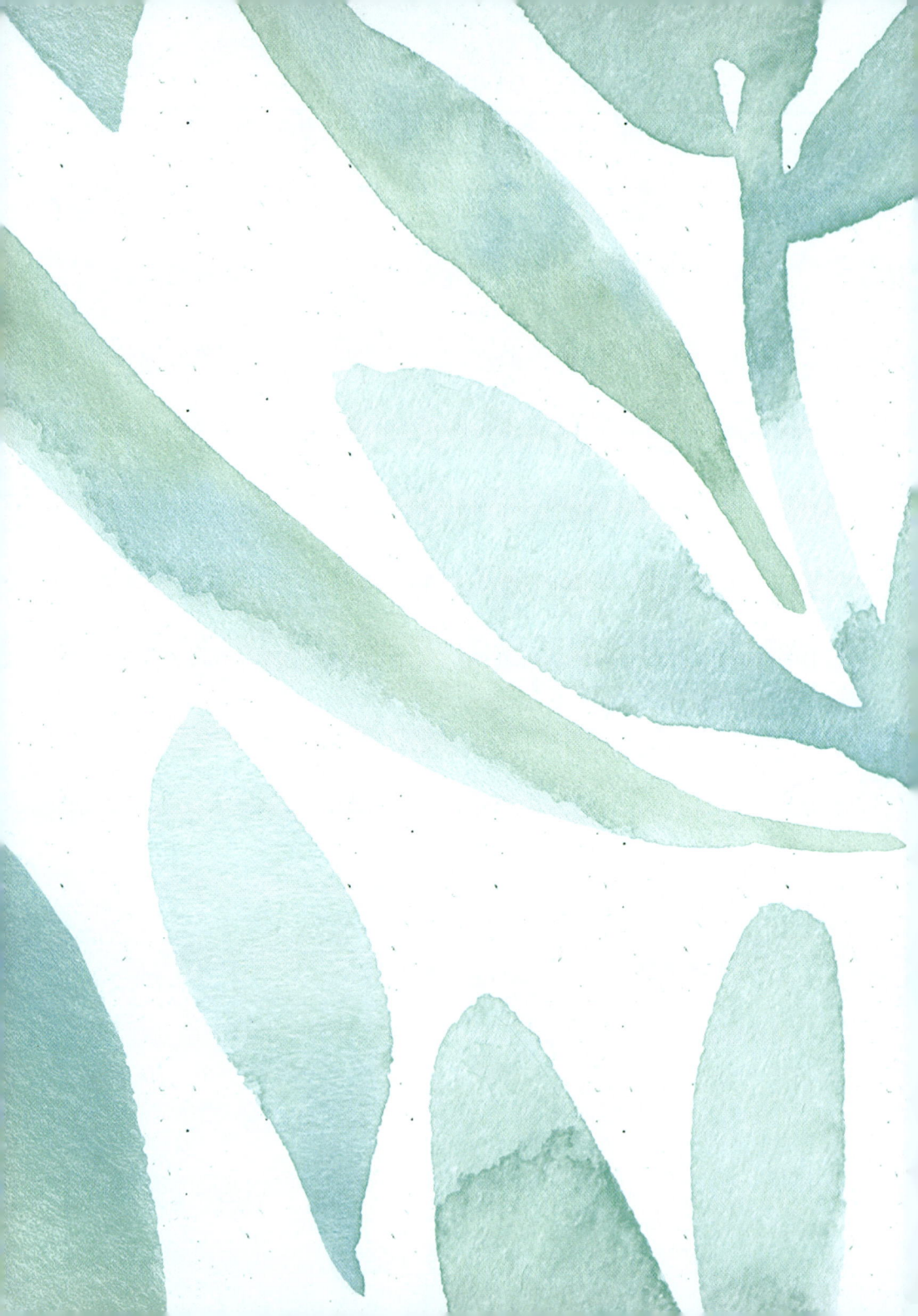